ÉTUDE

SUR LA

PHLÉBECTASIE SUPERFICIELLE

CHEZ LA FEMME ENCEINTE

PAR

Le Docteur Paul RICHARD,

Ancien élève (Médaille de bronze) des hôpitaux de Paris.

PARIS
A. PARENT IMPRIMEUR DE LA FACULTÉ DE MÉDECINE
RUE MONSIEUR-LE-PRINCE 29 ET 31

1876

ÉTUDE

SUR LA

PHLÉBECTASIE SUPERFICIELLE

CHEZ LA FEMME ENCEINTE

ÉTUDE

SUR LA

PHLÉBECTASIE SUPERFICIELLE

CHEZ LA FEMME ENCEINTE

PAR

Paul RICHARD,

Docteur en médecine de la Faculté de Paris,
Ancien élève des hôpitaux de Paris (Médaille de bronze).

PARIS
A. PARENT IMPRIMEUR DE LA FACULTÉ DE MÉDECINE
RUE MONSIEUR-LE-PRINCE 29 ET 31

1876

ÉTUDE

SUR LA

PHLÉBECTASIE SUPERFICIELLE

CHEZ LA FEMME ENCEINTE

INTRODUCTION.

Parmi les différents états morbides temporaires qui peuvent atteindre une femme dont l'utérus est gravide, un des plus communs est la dilatation des veines superficielles. Cette dilatation se rencontre plus ou moins prononcée sur différentes parties du corps : les veines des membres inférieurs, celles de la muqueuse vaginale, celles des organes génitaux externes, celles de la paroi abdominale, et celles qui rampent sous la peau des mamelles en sont le plus souvent le siége. On peut la voir manquer sur l'une ou l'autre de ces parties, mais il est tout à fait exceptionnel qu'elle fasse complètement, défaut. Aussi les auteurs classiques se sont-ils préoccupés de cette question, et dans leurs ouvrages il y a toujours un chapitre consacré à la dilatation des veines chez la femme pendant la grossesse.

Mais le processus morbide ne s'arrête pas là. A la dilatation succède bientôt la varice; celle-ci peut s'enflammer, elle peut donner lieu à de graves complications. Tous ces différents degrés d'un même processus, réunis par la nature même de la maladie, sont séparés dans la description qu'en font les auteurs. Les varices, la phlébite, les hémorrhagies, font partie de chapitres plus ou moins éloignés. La phlébite n'est pas décrite dans le livre classique par excellence de Cazeaux, et Nœgele ne parle des varices que comme complication pendant le travail. Il faut avoir recours soit aux traités spéciaux de pathologie externe, soit à l'ouvrage si remarquable du Dr Hervieux sur les maladies puerpérales, pour en trouver la description. J'ai pensé qu'on pouvait rapprocher toutes ces phases d'une même affection dans un ordre nosologique plus rationnel et former ainsi un groupe unique d'états morbides étroitement unis.

La dilatation veineuse, d'abord temporaire, puis durable, la coagulation du sang et, enfin, l'inflammation constitueront les différents faisceaux symptomatiques d'une même maladie. Cette dilatation veineuse domine la scène morbide ; elle commence et finit avec elle ; aussi le nom de phlébectasie me paraît-il parfaitement justifié. Il est bien entendu, au reste, que cette inflammation est toute spontanée ; une action traumatique, fût-elle très-légère, ferait sortir de notre cadre la maladie que nous allons étudier.

Sous le nom de phlébectasie superficielle, je passerai donc en revue successivement : 1° la dilatation des veines sous-muqueuses et sous-cutanées, accessibles à la vue ou superficiellement placées ; 2° l'état variqueux de ces veines ; 3° la coagulation et l'inflammation dont elles peuvent être le siége à un moment donné.

Dans un premier chapitre, j'étudierai les théories émises pour expliquer la phlébectasie superficielle et les lésions auxquelles elle donne lieu ; dans un second, je ferai l'étude clinique des symptômes, étude qui aura pour base des observations prises dans le service de M. le professeur Depaul ; le troisième chapitre traitera de la nature, du pronostic, du diagnostic et du traitement de la maladie qui nous occupe, et dans un dernier chapitre, annexe du précédent, on trouvera une statistique des cas observés.

CHAPITRE PREMIER.

CONSIDÉRATIONS THÉORIQUES SUR LA PHLÉBECTASIE SUPERFICIELLE.

Premier degré. — *Dilatation simple.* — Avant d'arriver à l'état de varice, la veine simplement dilatée, sans déformation ni altération de ses parois, peut revenir sur elle-même (Follin). Elle n'a pas encore les caractères que je rappellerai plus loin, caractères qui lui impriment un état morbide durable. Dans ce premier degré, la veine est donc simplement dilatée ; dès que la cause de cette dilatation disparaîtra, la veine reprendra son volume primitif. Nous verrons, à propos des caractères cliniques de la maladie que nous étudions, que, chez la femme enceinte, le processus morbide qui atteint la veine peut ne pas dépasser ce premier échelon.

Quelle est la cause de cette dilatation ? Depuis longtemps une théorie simple, facile à concevoir, a cours dans la science. Dès les premières éditions du livre de Cazeaux, on la trouve indiquée. On peut l'appeler la théorie de la pression de l'utérus sur les vaisseaux hypogastriques. Nægele, avec la plupart des accoucheurs modernes, accepte cette théorie. Cependant, parmi les anciens auteurs, le professeur P. Dubois fait intervenir une influence toute sympathique du développement de l'utérus. Il semble qu'on peut faire rentrer cette influence sympathique de l'utérus invoquée par le célèbre professeur dans ce que j'appellerai la théorie nerveuse.

M. le Dr Guéniot est revenu sur l'étude de cette question, dans une leçon faite à la Clinique, au mois d'octobre dernier. L'auteur très-distingué, que je cite, établit d'abord que la dilatation est multiple, qu'elle frappe les veines des membres, celles de la vulve et du vagin, les veines hémorrhoïdales, qu'elle atteint aussi, mais plus rarement, les veines de la paroi abdominale. Puis il admet que la compression des vaisseaux, invoquée par les auteurs, ne suffit pas pour expliquer tous les cas. La profession (cuisinière, blanchisseuse, etc.) ne donne qu'une solution banale, insuffisante également. Puis M. le Dr Guéniot aborde l'étude des causes qui lui paraissent plus propres à rendre compte des faits observés. C'est d'abord la polyémie ou augmentation dans la masse générale du sang : les veines plus dilatables que les artères réagissent moins que celles-ci. Sous l'influence d'une plus grande quantité de sang, le système veineux est dilaté. Il est bon du reste de remarquer que, dans certaines affections, comme les kystes de l'ovaire, les tumeurs fibreuses, la paroi abdominale est moins souvent atteinte de dilatations veineuses que dans les grossesses répétées. Cependant le professeur émet l'opinion que cette polyémie ne peut donner la clef de tous les faits observés, notamment pour une malade, couchée au n° 4, chez laquelle l'apparition des varices a été très-précoce. On sait en effet que la polyémie est surtout obser- dans la seconde moitié de la grossesse.

Reste une deuxième cause, que M. le Dr Guéniot présente un peu comme hypothétique: c'est la parésie, qui elle aussi amène la dilatation de la veine par l'affaiblissement de sa paroi. Il admet du reste que cette parésie est peu connue dans son essence, et il ne croit pas devoir s'appesantir davantage sur une explication qui repose sur des faits encore incertains.

Au résumé, parmi les principales causes qui sont le plus souvent invoquées pour expliquer la dilatation des veines chez la femme enceinte, il faut ranger ; la compression des vaisseaux, la profession, la polyémie, l'influence nerveuse.

Nous allons passer en revue succinctement chacune de ces causes ; aucune d'elles, je le crois, n'est à l'abri de toutes critiques.

La compression est, je le répète, la plus ancienne de toutes ; c'est celle qui se présente le plus naturellement à l'esprit. Mais, pour bien comprendre l'effet possible de cette compression, il faut l'envisager selon qu'elle s'exerce au-dessous ou au-dessus du détroit supérieur.

Dans l'excavation pelvienne, l'utérus ne peut comprimer les vaisseaux que lorsque l'une quelconque de ses parties se met en contact avec eux. Or, il me sera facile de démontrer, je crois, que ni la direction, ni le volume de l'utérus, encore contenu dans l'excavation, ne permettent un pareil contact.

En effet, à l'état normal, l'utérus est plus ou moins régulièrement incurvé en avant, et son axe semble suivre la direction du canal pelvien ; de plus, la pression des anses de l'intestin grêle tend à exagérer d'une manière incessante la courbure normale de l'organe, en avant. Telle est la direction indiquée comme la plus habituelle par le professeur Richet. Il faut, du reste, tenir compte des déviations, antéversion, rétroversion, latéroversion qui donnent à l'utérus une situation en dehors de la règle commune. Quoi qu'il en soit à cet égard, la direction générale de l'utérus est, à l'état normal, de haut en bas et d'avant en arrière. Pendant le premier mois de la grossesse, la forme de l'utérus n'est pas modifiée d'une manière notable (Nœgele) ; au troisième mois, les diamètres utérins sont de sept centimètres dans tous les sens, et, à cette époque, le fond de l'organe est remonté jusqu'au niveau du détroit supérieur (Cazeaux).

Examinons maintenant les diamètres de l'excavation pelvienne : le diamètre qui s'étend de la pointe du sacrum au bord inférieur de la symphyse pubienne est un peu plus de onze centimètres (115 millimètres) ; le diamètre transverse, et c'est celui-là surtout qui nous intéresse, s'étendant d'une épine sciatique à l'autre, mesure onze centimètres.

Donc, même en tenant compte des parties molles, on voit que l'utérus, maintenu par ses différents ligaments, qui, à cette époque peu avancée de la grossesse, ne sont pas encore distendus, reste éloigné des parois de l'excavation.

Il faut aussi tenir compte de la disposition des

vaisseaux veineux qui parcourent le petit bassin ; d'une part, la veine hypogastrique située en dedans de l'artère hypogastrique et appliquée contre la symphyse sacro-iliaque par une lame aponévrotique (Cruveilhier); d'autre part, la veine iliaque externe appliquée contre le psoas dont elle n'est séparée que par une aponévrose. Ces dispositions anatomiques montrent encore que l'utérus, dans les premiers mois de la grossesse, n'est pas suffisamment volumineux pour comprimer les vaisseaux qui l'entourent et qu'il ne peut atteindre. Comment dès lors expliquer par la compression seule des faits d'observation dont M. le Dr Guéniot nous a donné un si bel exemple chez une femme qui a vu apparaître des dilatations veineuses sur le membre inférieur droit, un mois à peine après ses dernières règles ?

La disposition anatomique sur laquelle je viens d'insister indique bien que, dans la majorité des cas, les vaisseaux du petit bassin et l'utérus sont disposés de manière à échapper à toute pression réciproque. L'observation suivante, que j'ai prise à la Clinique, relate un cas dans lequel la cavité pelvienne était occupée non-seulement par l'utérus, mais encore par une tumeur fibreuse. Or cette femme, primipare, n'avait pas de varices attribuables à la gestation. M. le professeur Depaul a insisté dans ses leçons cliniques sur la disposition anatomique de la tumeur par rapport à l'utérus ; je n'ai à retenir qu'un fait : la présence d'une masse volumineuse à la partie postérieure de la matrice, et l'absence de varices dues à la compression des vaisseaux.

Obs. n° I (personnelle).— Stoffer, cuisinière, 36 ans (Paris), primipare. Constitution assez faible. Accouchement à terme par le siége, le 25 novembre. Elle avait, depuis une douzaine d'années, des varices de la jambe droite peu marquées. Ces varices n'ont pas augmenté pendant la grossesse. Du reste, un peu d'œdème des membres inférieurs masquait en partie les varices de la jambe droite. Les autres veines, celles des organes génitaux, de la cuisse droite, de la cuisse et de la jambe gauches, sont assez peu développées. Elle n'a jamais eu d'hémorrhoïdes, elle n'en porte pas de traces. Quinze jours avant l'accouchement, l'œdème diminue; les varices de la jambe droite deviennent plus accessibles à la vue et au toucher. Elles ne sont pas plus volumineuses, au dire de la malade, qu'avant sa grossesse. Cette femme meurt d'une péritonite quelques jours après l'accouchement.

Autopsie.— Lésions de la péritonite. On constate une tumeur volumineuse, appliquée contre la face postérieure de l'utérus Celle-ci est reliée à l'utérus par un court pédicule qui l'empêche de fuir l'excavation. Les dimensions de la tumeur sont les suivantes : diamètre antéro-postérieur, 7 c. et demi ; diamètre transversal, 12 centimètres et demi. La tumeur est lisse; elle offre une consistance assez ferme. Elle est régulièrement applatie d'avant en arrière, son pédicule s'attache vers la ligne médiane de la face postérieure de la matrice. Le plexus veineux, situé dans l'épaisseur des ligaments larges, est peu développé, les veines qui le constituent sont légèrement distendues. L'utérus, augmenté de la tumeur, forme une masse considérable.

Après les trois premiers mois, le fond de l'utérus s'élève au-dessus du détroit supérieur ; cet organe commence à élire domicile dans la cavité abdominale. Pour cela il refoule les intestins en haut et en arrière ; mais il reste néanmoins fortement porté en avant, son fond se mettant en rapport immédiat avec la paroi abdominale. Cette disposition doit singulièrement retarder la compression directe des vaisseaux qui longent la colonne vertébrale. Cependant une pression immédiate est possible dans les derniers mois de la grossesse, alors que l'utérus a atteint un développement excessif. Mais bientôt apparaîtra un signe qui fournit un témoignage certain de ce fait ; je veux parler de ce que M. le professeur Depaul a nommé le battement avec ou sans souffle. Tant que ce battement n'est pas perçu, on doit rester dans le doute d'une application directe de l'utérus sur les vaisseaux. Quelle est donc la caractéristique de ce bruit vasculaire ?

L'éminent professeur, dans une discussion récente à l'Académie de médecine à propos du souffle utérin, a énuméré les différents bruits qu'on pouvait entendre en appliquant le stéthoscope sur le ventre d'une femme parvenue à une époque assez avancée de la grossesse. Ces bruits sont : 1° les bruits de la respiration maternelle, 2° les battements du cœur de la mère ; 3° les bruits causés par la circulation des gaz intestinaux; 4° les battements avec ou sans souffle dus à la compression des artères placées en dehors de la matrice ; 5° les bruits variés auxquels donnent lieu les mouvements actifs du fœtus ; 6° un bruit de souffle se passant dans la circulation fœtale et qui part tantôt du cœur, tantôt du cordon ; 7° les doubles battements du cœur de l'enfant ; 8° le souffle utérin. La caractéristique de ces deux souffles est la suivante : le souffle utérin ne donne pas la sensation d'un battement, tandis que le bruit artériel est une véritable pulsation avec ou sans souffle. Or il me paraît difficile que l'utérus puisse comprimer l'artère aorte sans exercer une pression équivalente sur la veine cave inférieure, placée dans son voisinage, surtout si l'on songe à la fréquence de l'inclinaison de l'utérus à droite. Le battement aortique devient ainsi un témoin irrécusable. Aussi faut-il le chercher avec soin, dès que la dilatation extrême des veines de la partie inférieure du corps peut faire penser à l'application directe de la matrice sur les canaux qui longent la colonne vertébrale. Cette recherche est presque toujours fort difficile, et, comme le constate le professeur Depaul, il faut souvent, avant de réussir à entendre quelque chose, avoir fait un long apprentissage.

J'insisterai peu sur les autres causes invoquées pour expliquer la dilatation des veines pendant la grossesse.

La profession n'explique qu'un petit nombre de cas : elle peut tout au plus déterminer une prédisposition morbide. D'ailleurs j'ai observé un certain nombre de femmes qui exerçaient ces professions incriminées et qui ne souffraient pas de varices. L'observation n° 1 nous montre par exemple une femme atteinte de varices professionnelles et n'ayant que celles-ci.

La polyémie est une cause générale produisant des effets généraux : que tout le système veineux soit dilaté sous l'influence d'une quantité liquide de sang plus considérable, cela se comprend ; mais comment expliquer cette localisation de la dilatation veineuse aux veines des membres inférieurs et à celles du bassin ? Du reste, comme on l'a déjà vu, l'époque de l'apparition de la phlébectasie commençante ne coïncide pas avec le moment de la grossesse où apparaît le plus généralement la pléthore aqueuse. Quant à la théorie nerveuse qui fait dépendre de l'action des nerfs les différents accidents que nous étudions, il faut bien admettre qu'elle recule plutôt qu'elle ne résout la question.

Certainement au fond de tout acte morbide ou physiologique il y a une influence nerveuse ; mais on ne peut apprécier la valeur de cette influence que lorsque tous les faits physiologiques qui la constituent sont parfaitement élucidés. Or, que d'inconnues encore dans l'action des nerfs sur les vaisseaux !

Quelque embarras que j'éprouve à chercher la solution du problème après des savants tels que ceux dont je viens de discuter les théories, il m'a semblé pourtant que l'on pourrait peut-être, sinon résoudre, du moins éclaircir un peu la difficulté, en tenant compte de certaines données connues d'anatomie et de physiologie. Je dois pour cela rappeler brièvement plusieurs points concernant la disposition des veines utérines et vaginales, et aussi des veines du membre inférieur.

Le sang, arrivant à l'utérus par deux sources artérielles, après avoir traversé les capillaires de la muqueuse utérine et les sinus utérins, se rend dans ce vaste pléxus veineux qui a été nommé plexus pampiniforme et qui est situé entre les deux feuillets du ligament large. De là, après avoir cheminé à travers les deux veines efférentes, utéro-ovariennes, le sang arrive dans la veine cave inférieure d'une part, puis d'autre part dans la veine iliaque primitive par l'intermédiaire des veines utérines d'abord et de la veine hypogastrique ensuite.

Dès que la mise en action de la matrice a lieu, soit après la conception, soit pendant l'époque cataméniale, l'organe gestateur subit des modifications qui portent, principalement au début, sur sa circulation. Les artères prennent une amplitude plus grande, les veines présentent un développement proportionnel ; elles paraissent communiquer plus facilement avec les canaux qui amènent le sang rouge. (Nægele). Résultat de ce fait : les veines du plexus pampiniforme se dilatent. Quelle est la cause prochaine de cette dilatation? C'est l'augmentation de la pression intraveineuse, conséquence, comme nous venons de le dire, du passage plus rapide et plus facile du sang à travers les capilaires dilatés. Les veines du plexus se laissent distendre d'abord parce qu'elles sont dilatables ; mais elles réagissent ensuite parce qu'elles sont élastiques, quoiqu'elles le soient moins que les artères (Béclard). Plus la force dilatatrice durera et plus elle tendra à forcer la paroi veineuse.

Quel sera l'effet de l'augmentation de la pression intra-vasculaire dans les veines formant le riche plexus qui longe les bords de l'organe gestateur? Ce sera d'augmenter la tension dans tous les gros vaisseaux veineux qui servent de débouché aux veines du système utérin, c'est-à-dire 1° dans la veine rénale gauche : 2° dans la veine cave inférieure ; 3° dans la veine hypogastrique et par son intermédiaire dans la veine iliaque primitive:

Appliquons maintenant ces considérations à notre étude. Les veines de la muqueuse vaginale, après avoir formé un plexus autour du vagin se rendent tantôt directement, tantôt indirectement dans la veine hypogastrique. Le sang contenu dans ces veines vaginales aura-t-il à vaincre pour continuer son mouvement progressif, une résistance normale? Non, car nous venons de voir que cette résistance est augmentée dans la veine hypogastrique. Pourra-t-il dès lors continuer sa route vers le cœur avec la même vitesse et la même facilité ? Non encore, car la loi est formelle : pour que la force dite *vis à tergo* puisse avoir son plein exercice, il faut que le fluide en mouvement trouve toujours devant lui un espace libre dans lequel la pression soit inférieure à celle sous laquelle il cède (Luton). Les veines vaginales, venant s'aboucher dans un système véineux (veines hypogastriques) où existe une pression intra-sanguine plus élévée que la leur propre, se dilatent à leur tour et, de proche en proche, jusqu'aux veinules où cette dilatation devient visible par la coloration que prend la muqueuse.

En somme cela revient à dire que les veines superficielles du vagin ne se dilatent que parce que la pression intra-vasculaire des vaisseaux dans lesquels elles se déversent est supérieure à la leur.

Poursuivons maintenant le phénomène plus loin encore. L'utérus, entre le troisième et le quatrième mois, sort de l'excavation et s'installe dans la cavité abdominale. La présence de ce corps, qui va devenir de plus en plus volumineux, a pour effet d'augmenter la pression que supporte normalement tous les organes contenus dans l'enceinte abdominale. Le diaphragme est refoulé, la paroi antérieure du ventre bombe en avant ; mais diaphragme et paroi ne sont pas seuls à supporter cette pression. La veine cave inférieure, canal éminemment compressible, la supportera aussi, et la tension de la colonne liquide qu'elle contient en sera augmentée, et cela, sans qu'il soit besoin d'invoquer une action directe de l'utérus.

Que résultera-t-il de toutes ces actions physiologiques dont la résultante, comme on peut le voir, est d'augmenter la tension du sang contenu dans la veine cave inférieure ? Le principe que nous avons déja invoqué va répondre. Le sang du système veineux, situé au-dessous de la veine cave inférieur, trouvant devant lui une tension supérieure à la sienne, ralentit son mouvement; il ne franchira l'obstacle que lorsque sa masse aura été augmentée par l'arrivée de nouvelles quantité de sang artériel. De ce fait, deux conclusions qu'il faut retenir : augmentation de pression et ralentissement du sang dans les veines afférentes à la veine cave inférieure : c'est-à-dire hypogastrique d'une part et de l'autre veine fémorale, poplitée, tibiale postérieure, saphènes et leurs affluents, etc., etc.

Voyons maintenant ce qui a lieu dans ce dernier ordre de vaisseaux. La saphène interne, qui est surtout intéressée dans l'espèce, peut être considérée comme le canal de dérivation de la veine fémorale. Si la pression intra-veineuse augmente dans la fémorale (et nous venons de voir qu'elle augmente en effet), la pression intra-veineuse augmentera dans la saphène. Mais l'effet consécutif ne sera plus le même dans ces deux ordres de vaisseaux : tandis qu'en effet la fémorale, maintenue par une gaîne fibreuse, se dilate peu , les veines superficielles du membre inférieur, entourées par un tissu cellulaire lâche qui les soutient à peine (Le Dentu), se laisseront facilement distendre sous l'effort d'une force vasculaire centrifuge, même modérée.

Dans une première grossesse, la veine saphène interne se dilate lentement, progressivement ; à la fin de cette grossesse elle peut devenir variqueuse. Qu'une deuxième grossesse ait lieu la distension veineuse, plus précoce cette fois, augmentera encore. Cette dilatation d'abord, cet état variqueux ensuite, seront le reflet lointain de l'afflux sanguin que nous avons signalé dès les premiers instants de la mise en activité de l'utérus. Bien plus, les variations dans le calibre du canal veineux superficiel de la jambe répondront à des variations semblables, dans le degré de la congestion utérine, phénomène initial de la gestation.

Ordinairement il n'y a qu'une seule veine intéressée à la paroi abdominale ; je veux parler de la sous cutanée de l'abdomen. Cette veine se jette dans la saphène interne ; elle participe donc au développement de cette dernière, et comme elle est très-superficielle, elle devient presque toujours accessible à la vue pendant la grossesse. J'appliquerai le même raisonnement à toutes les veines tributaires de la saphène interne vers sa terminaison : veines honteuses externes, veines superficielles de la région fessière, etc.

Au moment où le phénomène de la lactation commence, les veines superficielles de la mamelle se développent; elles forment un plexus à larges mailles qui envoie des ramifications d'une mamelle à l'autre.

Dans un cas très accentué, j'ai vu des veines superficielles distendues non-seulement sur la peau des mamelles, mais encore sur celle de l'épaule, sur le bras, sur la partie inférieure du cou. Cette circulation, pour ainsi dire supplémentaire, se comprend par des raisons anatomiques sur lesquelles il n'y a pas grand intérêt à insister.

Comme nous le verrons plus loin, les veines hémorrhoïdales sont rarement distendues par le fait même de la grossesse. Les veines qui sont le siége des hémorrhoïdes sont d'un très-petit volume ; elles ne deviennent apparentes que lorsqu'elles sont très-distendues. Aussi je les étudierai avec les varices.

2e Degré. — *Dilatation variqueuse.* — Les causes qui produisent la distension simple des veines, c'est-à-dire momentanée, produisent aussi la distension avec altération morbide de la paroi, c'est-à-dire durable. Dans un premier degré, l'excès de tension du sang dilate la veine, dans un second degré, il la force. Ce nouvel état de varice détermine dans les vaisseaux des modifications étudiées depuis longtemps par les anatomo-pathologistes. Les parois de la veine s'épaississent, la tunique moyenne s'hypertrophie, et la lésion avançant toujours, l'hypertrophie gagne la tunique externe. Des renflements variqueux naissent par le développement de certains points et l'amincissement de certains autres. La tunique interne, lisse à l'état normal, se ride ; elle devient plus friable. Je n'ai pas à insister sur tous ces détails. Néanmoins je dois rappeler qu'une des caractéristiques de la varice est l'insuffisance des valvules. Cela explique l'influence si considérable de la pesanteur sur les varices du membre inférieur, notamment pendant la grossesse.

Je veux bien admettre avec M. le docteur Le Dentu (1) que le rôle unique des valvules consiste à lutter contre le reflux. Mais il faut pourtant tenir compte de ce fait, que la pesanteur ne s'exerce jamais mieux sur une veine que lorsque ses valvules ont disparu ou sont devenues insuffisantes. Quoi qu'il en soit, dès que la femme reste debout pendant un certain temps, il est d'observation courante de voir les veines se distendre au maximum.

(1) Le Dentu, Recherches anatomiques sur la circulation veineuse du pied et de la jambe.

Chez la malade, qui fait l'objet de l'observation XV, certaines veines, au voisinage du genou, atteignaient et dépassaient même le volume du doigt indicateur. Le poids de la colonne du liquide sanguin vient s'ajouter à l'excès de tension des veines intra-pelviennes et intra-abdominales pour augmenter la tension intra-vasculaire des veines du membre inférieur. Les veines de la muqueuse vaginale m'ont paru obéir beaucoup moins à cette influence de la pesanteur. Je note ce fait en passant.

Outre les veines d'un certain volume, on voit encore des veinules, invisibles à l'état normal, devenir variqueuses. Il y a du reste un fait d'observation que je dois signaler. Tandis que souvent les veines dilatées ne dépassent pas les parties les plus basses du genou, on voit presque toujours des taches variqueuses dues à la dilatation de veinules extrêmement déliées au niveau des malléoles, à la jambe, plus rarement à la cuisse, aux parties facilement accessibles des organes génitaux. L'encombrement m'a toujours paru très-considérable dans ces petites veinules, et souvent même il y a des taches, comme ecchymotiques, sur la muqueuse vaginale ou aux environs des malléoles chez des femmes qui n'ont pas de dilatations variqueuses. Il faut penser que les vaisseaux d'un moindre volume subissent mieux l'influence des excès de tension que les autres.

Il n'est pas très-fréquent de trouver variqueuses les veines superficielles qui rampent sous la peau des mamelles. Le plexus se dessine très complètement, mais la varice, avec ses caractères cliniques que j'indiquerai, se montre beaucoup moins fréquemment. J'en ai cependant observé un cas que l'on trouvera plus loin. (Obs. XI.)

Les veines hémorrhoïdales participent dans un certain nombre de cas à la dilatation variqueuse des veines superficielles. Les traités d'accouchement enseignent ce fait comme très-fréquent, surtout dans les derniers mois de la grossesse. Peut-être les hémorrhoïdes sont-elles beaucoup moins fréquentes chez les femmes enceintes que certains auteurs ne paraissent disposés à le croire. M. le Dr Budin, ancien interne distingué de la Maternité de Paris, a commencé une série de recherches intéressantes sur ce sujet. Il a bien voulu me communiquer le résultat auquel il est arrivé dès aujourd'hui. Pendant son passage à la Maternité, il a pu constater à maintes reprises que si les varices chez les femmes enceintes sont fréquentes, les hémorrhoïdes sont excessivement rares, et que, dans les cas exceptionnels où elles existent, leur présence semble être la conséquence de la constipation. M. le Dr Budin continue ses recherches sur ce point, espérant que la réunion d'un grand nombre d'observations pourra le conduire à une solution indiscutable. Pour ma part, dans les soixante observations de femmes enceintes ou accouchées que j'ai prises dans le service de M. le professeur Depaul, je n'ai rencontré les hémorrhoïdes que très-rarement, et je les ai toujours trouvées en rapport avec une constipation opiniâtre. On en verra le dénombrement à propos de caractères symptomatiques de cette affection.

Il me semble possible de donner la raison physiologique de ce fait. J'ai essayé de démontrer, à propos des vaisseaux pelviens, que la disposition anatomique plaidait peu en faveur de la possibilité d'une compression directe. Je crois qu'il en est de même pour les différentes parties de l'intestin, sauf pour ce qui regarde l'intestin rectum ; or, c'est surtout au début de la grossesse que la matrice affecte des rapports avec le rectum. Entre le troisième et le quatrième mois, l'organe gestateur prend domicile dans la cavité abdominale, il s'incline le plus souvent à droite ; il s'éloigne donc du rectum d'une part et de l'S iliaque de l'autre. Au moment où l'utérus garde ses rapports avec le rectum, il n'est pas encore assez développé pour agir sur celui-ci ; plus tard, la situation des parties le permet beaucoup moins encore. Vers les derniers moments de la période de la gestation, lorsque la tête commence à s'engager, la compression directe de la partie inférieure du tube intestinal, aussi bien que des vaisseaux, devient beaucoup plus possible ; mais ce n'est là qu'une période le plus souvent de courte durée. L'intestin, refoulé et comprimé est-il gêné dans ses mouvements péristaltiques? La dyspepsie fréquente chez la femme enceinte doit-elle entrer en ligne de compte ? Toujours est-il que les hémorrhoïdes coïncident avec la constipation ; que le meilleur moyen de les faire disparaître est de donner un lavement, et jamais, que je sache, un lavement n'a modifié des rapports anatomiques. Il faut donc trouver un raisonnement qui démontre qu'entre cette constipation protopathique et l'existence des hémorrhoïdes il y a plus qu'une coïncidence, qu'il y a un rapport de cause à effet.

Parmi les symptômes de la constipation, nous notons : évacuations alvines rares, matières fécales dures, difficulté à les expulser, ténesme. Chomel s'exprime ainsi : « Lorsque la constipation « dure pendant un temps plus ou moins long, il « survient des épreintes. » — M. le professeur Verneuil, dans le remarquable travail qu'il communiquait en 1855 à la Société anatomique, constate également que la constipation coïncide avec la contraction involontaire des fibres rectales. Cette contraction retentit sur les veines hémorrhoïdales, elle les dilate.

La disposition anatomique donne la clef de ce phénomène. M. le Dr Dubrueil (1), professeur agrégé de cette Faculté, dans un travail auquel j'ai été associé, est revenu sur la description des veines situées dans la partie inférieure du rectum. Il a montré que les veines les plus superficielles de l'anus (hémorrhoïdales externes) deviennent internes en traversant le sphincter externe, et qu'à leur passage se trouvent des boutonnières formées par un léger écartement des fibres musculaires. Dans les injections qu'il a faites de veines atteintes d'hémorrhoïdes, il a vu que les renflements variqueux existaient dans la portion située au-dessous de la boutonnière musculaire : les portions qui sont situées au-dessus étaient au contraire réduites à un calibre très-exigu. Enfin M. Duret (2), interne distingué des hôpitaux, admet l'action réflexe comme cause de cette contracture.

Une dyspepsie survient, elle s'accompagne de ténesme ; le sphincter, douloureusement contracté, étrangle les veines qui le traversent, et les hémorrhoïdes sont constituées. Mais pour cela il faut que la constipation soit opiniâtre, qu'elle dure pendant un certain temps, et que la malade ait certaines prédispositions acquises.

(1) Dubrueil et P. Richard, Arch. de physiologie.
(2) *In* Mémoire pour le concours de la médaille d'or.

Aussi les observateurs qui ont étudié l'affection hémorrhoïdale de plus près arrivent-ils à des conclusions un peu imprévues.

3° DEGRÉ. — *Coagulation et inflammation.* — Voici comment M. le Dr Jaccoud s'exprime dans son Traité de pathologie interne : « Le ralentissement coïncide ordinairement avec une augmentation de la quantité de sang dans la partie intéressée, et, par suite de cette augmentation, le ralentissement peut engendrer la stase, auquel cas la coagulation du liquide est plus certaine encore. »

La coagulation se forme et passe par trois degrés successifs : 1° ralentissement du sang ; 2° stase ; 3° formation du coagulum. La présence du coagulum, corps étranger, détermine de l'inflammation dans les tissus vasculaires qui l'entourent, et la phlébite a lieu. Si l'on songe à toutes les causes adjuvantes qui existent dans le cas particulier qui nous occupe, telles que : abaissement de la température des parties périphériques du corps, augmentation de la fibrine, position superficielle des veines intéressées, on en arrivera à cette conclusion que la marche des phénomènes phlébitiques est simple et facile à concevoir. Il en est ainsi pour ceux qui admettent la théorie de la thrombose, défendue par Virchow. Mais il n'en est plus ainsi pour ceux qui, se rangeant dans le camp opposé, croient à l'existence d'une phlébite protopathique. Pour les premiers, le caillot suffit pour enflammer la veine ; pour les seconds, au contraire, la formation du caillot est consécutive à l'inflammation du vaisseau. On a discuté longtemps à ce sujet.

Les anciens médecins, parmi lesquels il faut

néanmoins excepter Cruveilhier, croyaient à la phlébite primitive; mais la théorie nouvelle de Virchow fait des progrès et elle rallie peut-être aujourd'hui la majorité des suffrages. Là ne s'arrête pas la divergence des opinions. On ne s'est pas mieux entendu sur la question de savoir quelle tunique s'enflammait que sur la question de la préexistence de la phlébite. Longtemps on a admis, et cela principalement pour une certaine forme de phlébite adhésive, que la tunique interne s'enflammait la première, qu'un exsudat naissait sur la paroi et que la coagulation procédait de cet exsudat D'autres auteurs, au contraire, et avec eux Virchow, ont nié la possibilité de ce processus. Enfin, une troisième opinion a surgi, celle qui a été exposée par Follin. Pour ce dernier, l'inflammation peut se montrer dans les différentes tuniques d'une veine ; mais le plus souvent la phlogose phlébitique se manifeste dans les tuniques externe et moyenne ; ce n'est que par exception qu'elle débute par la tunique interne. Du reste, le même auteur fait remarquer, et après lui le Dr Hervieux dans son traité, que l'absence de vaisseaux dans la tunique interne n'est pas un bon argument pour établir que cette membrane ne peut pas être le siége d'une inflammation, donnant comme exemple la cornée qui, elle aussi, peut présenter des infiltrations de nature inflammatoire.

J'ai indiqué les termes du débat, mais je ne me crois pas le droit d'y prendre part. Néanmoins, je terminerai l'exposition desdoctrines en faisant encore remarquer que toutes les raisons anatomiques et physiologiques que j'ai exposées au début de ce chapitre plaident singulièrement en faveur de la marche suivante : stase, coagulation, inflammation.

La mortalité à la Clinique d'accouchements ayant été très-faible pendant tout le temps que j'ai consacré à des recherches, dont ce travail est le résultat, je n'ai pu pratiquer qu'une seule autopsie, et encore ne m'a-t-elle pas été utile. La femme dont il est question et qui est l'objet de la première observation n'avait que des dilatations peu marquées des veines pelviennes, et je n'ai pu examiner les veines superficielles du membre inférieur. Je vais donc exposer succinctement ce que les auteurs enseignent à ce sujet.

Pour faire cette étude, je procéderai des parties superficielles vers les parties profondes. On rencontre d'abord la peau. Celle-ci, indépendamment de la coloration bleuâtre due aux veines sous-jacentes, prend une teinte plus foncée, causée en partie par un excès de pigment. Dans l'observation XV, on remarquera que les poils étaient hyperthrophiés, comme cela arrive parfois pour les anévrysmes. Quelquefois la peau est ridée ; habituellement, elle glisse moins sur les parties qu'elle recouvre et elle peut être plus épaisse, comme œdémateuse. Autour de la veine, le tissu cellulaire, sur une étendue plus ou moins considérable, est induré, lardacé et infiltré d'une sérosité louche. La tunique externe de la veine est plus épaisse, injectée ; on y trouve souvent de petites taches ecchymotiques. La tunique moyenne est celle qui acquiert le plus grand développement. Les fibres musculaires deviennent plus visibles ; cette partie du vaisseau est très-vascularisée, quelquefois on y trouve aussi ces taches hémorrhagiques que nous avons signalées tout à l'heure. Cette tunique moyenne est augmentée en épaisseur et en résistance ; cela fait qu'à la coupe, elle reste béante. Enfin, on y peut rencontrer déjà ce dépôt plastique qui joue un certain rôle dans l'adhérence du coagulum à la paroi profonde du vaisseau. La tunique interne, qui a fait l'objet de tant de controverses, a perdu plus ou moins de son aspect physiologique. Elle est érodée, recouverte d'une fausse membrane par infiltration du dépôt plastique. Quand ce dépôt plastique manque, on trouve une surface ridée, comme veloutée, et le caillot est moins adhérent à la veine. Ce dernier, selon son âge, est ou bien foncé, peu consistant, facile à écraser, ou bien décoloré, plus dur, prenant la forme d'un cylindre fibroïde. L'extrémité tournée vers le cœur forme un cône arrondi (Virchow). Lorsqu'une collatérale est voisine du coagulum, le sang peut se creuser une voie spiroïde sur la périphérie ; parfois aussi le trajet est central ; dans quelques cas il existe une grande variété de dilatation et de resserrements successifs auxquels Rokitansky a donné le nom de dégénération en sinus. Souvent le caillot se résorbe en partie, et la veine qui le suit dans son retrait devient plus dure et plus mince. La résorbtion et l'oblitération complètes peuvent-elles se faire ? La discussion académique du 19 mars 1862 nous a montré bien des incrédules !

Velpeau entre autres niait la possibilité de cette terminaison, particulièrement favorable, et il pensait qu'à une époque plus ou moins éloignée la varice se reformait, Quoi qu'il en soit, au bout d'un certain temps, caillot et veine ne forment plus qu'un cordon dur dans lequel le sang ne chemine qu'avec de grandes difficultés. Telle est la marche, telle est aussi le plus souvent la terminaison de l'histoire anatomique de la phlébite spontanée et superficielle

Mais sous des influences spéciales et, je crois, presque toujours dyscrasiques, la terminaison peut être différente. Dans ce cas, la veine suppure, le caillot se ramollit; la suppuration envahit le tissu cellulaire périphlébitique à travers lequel elle s'ouvre un passage, et un abcès se forme dont la gravité et la durée peuvent être considérables.

Une terminaison qui serait redoutable, mais qui fort heureusement n'est pas fréquente (Hervieux), l'embolie, a lieu surtout quand le caillot se désagrége. Le vaisseau, encore perméable, abandonne au sang une partie de son contenu, il se forme un embolus, et l'obstruction de l'artère pulmonaire peut en être la conséquence.

J'ai essayé de suivre les lésions anatomiques et j'ai signalé ce qu'elles avaient de plus notable. Je me suis surtout attaché à mettre en relief les points qui intéressaient les malades que j'ai observées et dont l'histoire sera faite dans le chapitre suivant.

CHAPITRE II.

CONSIDÉRATIONS CLINIQUES SUR LA PHLÉBECTASIE SUPERFICIELLE.

Dans l'étude que nous avons faite des lésionsobservées dans la phlébectasie superficielle, nous avons rencontré, dans notre marche progressive : 1° la dilatation simple; 2° l'état variqueux; 3° la coagulation et l'inflammation que je rapproche à dessein. A chacun de ces modes anatomiques correspond un type clinique : un certain ensemble de symptômes, que nous allons esquisser maintenant, nous donnera la physionomie de ce type morbide. Mais avant de procéder à l'énumération symptomatique, il me paraît nécessaire de soumettre au lecteur quelques remarques touchant la manière d'observer les malades enceintes, et aussi de montrer dans quelles causes d'erreur on peut tomber. Les organes génitaux, la partie interne et supérieure des cuisses sont souvent peu accessibles à la vue, surtout chez la femme dont l'abdomen est grossi par le produit de la conception. Il s'ensuit que souvent les malades ne s'aperçoivent de leurs varices qu'au moment même de l'examen qu'on en fait. Aussi se trouve-t-on en face de mille difficultés quand il s'agit de déterminer l'époque de l'apparition de ces varices ! Au contraire, les genoux, les jambes, les pieds se voient plus facilement. Si les veines, qui rampent sous la peau de ces régions, grossissent, elles n'échappent pas longtemps à l'attention quotidienne. La conséquence de ce fait est facilement prévue ; on pourra croire à l'apparition précoce de varices au genou, par exemple, alors que depuis longtemps elles existaient à la cuisse et aux grandes lèvres. Enfin, une dernière considération, les malades qui se soumettent à notre examen dans les hôpitaux d'accouchements n'entrent guère dans les salles que pendant le dernier mois de la grossesse, à moins de complications sérieuses. Il faut dès lors, le plus souvent, s'en référer à leurs réponses pour obtenir quelques éclaircissements sur les phénomènes qui ont marqué le début de la période gestative. De là, je le répète, mille causes d'erreur et d'obscurité que, pour ma part, je n'ai pu éviter.

Je me trouve donc dans la nécessité d'être peu affirmatif sur certains points de l'histoire de la phlébectasie superficielle, notamment sur l'époque précise du début des accidents, et sur la marche chronologique de ces accidents. On ne trouve rien ou presque rien dans les auteurs de traités d'accouchements, qui se contentent, le plus souvent, de mentionner simplement les varices. Cependant il y aurait un grand intérêt à apporter plus de précision dans la pathogénie et la pathologie des dilatations veineuses, chez la femme enceinte. J'espère que des recherches ultérieures apporteront plus de certitude dans tous ces faits qui relèvent d'une observation journalière.

1er degré.—*Dilatation simple.*— Ce premier stade de l'affection phébectasique ne donne lieu qu'à un petit nombre de symptômes : les veines, plus grosses qu'à l'état normal, se dessinent sous la peau ; elles forment un plexus plus ou moins riche, selon les cas, et dont la forme varie selon les régions. A la partie inférieure et antérieure de la cuisse, c'est un réseau à mailles larges et disposé en losanges ; à la partie supérieure, ce sont des veines s'abouchant obliquement à angle aigu, éloignées les unes des autres. C'est surtout cette région qui m'a paru être le siége des dilatations primitives bien observées, et s'il me fallait indiquer un point d'élection, c'est à la partie supérieure et un peu antéro-interne que je le placerais.

Sur le devant du genou, on rencontre un réseau semblable à celui que j'ai décrit à la partie inférieure de la cuisse ; il s'étend en bas vers le pied en suivant à peu près la région qui correspond à la face interne du tibia. Des veinosités très-déliées un peu partout, mais surtout autour des malléoles, sur la muqueuse vaginale, beaucoup plus rarement à la partie inférieure de la paroi abdominale.

Sur la peau des mamelles, les mailles vasculaires vont en diminuant de largeur depuis la base du sein jusqu'au mamelon d'où elles partent en s'irradiant. Outre ces caractères physiques, j'ai quelquefois remarqué, lorsque le réseau était bien dilaté, comme un certain degré d'hyperesthésie cutanée, notamment à la mamelle et dans le vagin ; mais il faut se méfier de l'exagération de sensibilité cutanée, chez la femme, presque toujours en proie à différents troubles nerveux, de nature hystérique ou autre.

2e degré. — *Dilatation variqueuse.* — J'ai essayé de tirer des faits, que j'ai observés, quelques conclusions au point de vue symptomatique. Ces faits ne méritent pas tous d'être placés sous les yeux du lecteur ; je me bornerai donc à n'en citer que quelques-uns.

Obs. II (personnelle). — (Salle de la Clinique, no 10). — Noël (Elisa), concierge (Vosges), 30 ans, 10 novembre. — Deux grossesses antérieures pendant lesquelles il n'y a eu ni varices, ni hémorrhoïdes. A la troisième grossesse, les veines commencent à se gonfler vers le troisième mois. Sur le trajet de ces veines, légère douleur à la pression. Début au genou gauche ; la cuisse, la jambe gauches surtout, sont le siége de ces dilatations. Veinosités vaginales. Les dilatations vasculaires vont de la cuisse à la partie supérieure des grandes lèvres, et aussi sur la région de l'abdomen. Réseau dilaté sur le sein. A la suite de l'accouchement (O-I-G-A), les veines s'effacent.

Obs. III (personnelle). — (Salle de la Clinique, n_o 19.)— Chabaut (Marie), fleuriste (Rhône), 34 ans, 16 novembre. — Bonne constitution. Elle a déjà eu deux enfants. La première grossesse, il y a deux ans, le 8 juillet. Cette grossesse et la deuxième, n'ont été marquées par aucun accident. La malade est très-affirmative. Le troisième accouchement a lieu le 17 novembre (O-I-G-A—Poids de l'enfant, 32,70). Pendant sa dernière grossesse, cette malade a eu des varices qui ont commencé au deuxième mois, par les cuisses droite et gauche. Ce n'est que plus tard qu'elle en a constaté à la jambe. Après un peu de fatigue, elle ressent des douleurs dans les jambes. Dans l'intervalle des grossesses, elle ne voyait pas ses varices se former. Aujourd'hui, 24 novembre, les varices ont disparu en partie.

Obs. IV (personnelle). — (Dortoir des femmes enceintes.) — Koltz (Marie), blanchisseuse (Bar-le-Duc), 23 ans. Entrée à la Clinique, le 17 novembre. A sa première grossesse, il y a quatre ans, les varices ont débuté vers la fin du quatrième mois. Elles ont augmenté vers les dernières semaines. Pas d'hémorrhoïdes. A la deuxième grossesse, les varices se sont montrées à 2 mois et demi ; elles étaient plus grosses, un peu douloureuses, pas d'hémorrhoïdes. A la troisième grossesse (actuelle), la malade dit que, quinze jours avant de sentir remuer, elle s'est aperçue qu'elle était enceinte par l'apparition des varices ; elle avait attribué la cessation des règles à une autre cause. Ces varices sont plus développées qu'aux autres grossesses ; elles occupent les cuisses, la face interne des genoux. Venosités autour des malléoles. Muqueuse vaginale très-foncée. Seins médiocrement développés et peu vasculaires. Pas d'hémorrhoïdes. Un peu de constipation. Elle n'a jamais eu de varices aux jambes. Les dilatations veineuses ne la gênent que très-peu ; elle n'est pas obligée de garder le repos absolu.

Obs. V (personnelle). — (Dortoir des femmes enceintes.) — Visinet (Marie), cuisinière, 25 ans, 20 novembre. — Cette malade a déjà été enceinte, il y a deux ans. A sa première grossesse, les varices se sont montrées, mais ces veines étaient très-peu distendues ; elles ont débuté seulement vers la fin de la grossesse. A l'âge de 18 ans, elle avait déjà des varices à la jambe gauche. Enceinte depuis le 25 février dernier. Varices aux deux cuisses, mais surtout à gauche. Ces veines ont apparu, au dire de la malade, presque au début de cette deuxième grossesse. Très-peu de chosessur la muqueuse vaginale et sur les seins. Pas d'hémorrhoïdes, pas de constipation. Les varices, qu'elle portait depuis longtemps à la jambe gauche, n'ont ni augmenté ni diminué pendant la grossesse. Douleurs dans les membres. Accouchement le 26 novembre. (Poids de l'enfant, 32,90. O-I-G-A.)

Obs VI (personnelle). — (Consultation de la Clinique.) — Aubert (Berthe), rentière (Châlons-sur-Saône), 27 ans.—Vient à la consultation du 27 novembre. Elle a déjà eu trois enfants, tous nés à terme; le dernier, il y a dix mois. Bonne santé. Bonne conformation. Première grossesse, rien. Deuxième grossesse, apparition précoce de varices; celles-ci l'obligent à se coucher les deux derniers mois. Troisième grossesse, nouvelle apparition précoce de varices. Douleurs dans les membres qui sont un peu œdématiés. Depuis la deuxième grossesse, elle a remarqué que ses veines restaient gonflées,même lorsqu'elle n'était pas enceinte, néanmoins la dernière grossesse les a beaucoup augmentées. Je procède à l'examen de la malade. On ne constate de dilatations veineuses qu'aux cuisses, surtout à la partie antérieure et interne de la cuisse droite. Lorsqu'elle est fatiguée, ses varices augmentent beaucoup. Pas d'hémorrhoïdes.

Obs. VII (personnelle). (Dortoir des femmes enceintes.) — Ollivier, Marie, domestique. Finistère. — 29 ans — Entrée à la Clinique le 29 nov. Elle a eu deux enfants, le premier il y a environ un an. Elle est actuellement enceinte depuis février dernier. A la première grossesse, elle n'a rien remarqué. Au cinquième mois de sa deuxième grossesse, elle a constaté des veines à la partie inférieure de la cuisse et à la partie interne du genou gauche. Les dilatations variqueuses augmentent peu, même lorsqu'elle est restée debout pendant un certain temps. Pas de douleurs dans les membres inférieurs. Pas de crampes. La muqueuse vaginale est rosée. La partie inférieure de l'abdomen est traversée par une veine sinueuse qui remonte assez haut et qui est développée surtout au voisinage du pli de l'aine. Peu de chose aux seins. Pas d'hémorroïdes. Va à la garde-robe tous les quatre à cinq jours. Ventre assez tendu.

Obs. VIII (personnelle). (Salle de la clinique n° 1.) Flotte (Florence), journalière. — Cantal. — 28 nov. Un premier enfant il y a deux ans. Accouche à la Clinique le 28 nov. A la première grossesse, au bout de deux ou trois mois, elle constate des veines grosses sur le membre inférieur, moins sur ses seins, A la fin de la première grossesse, les veines deviennent variqueuses encore. Pas de constipation. Pas d'émorrhoïdes. Dans l'intervalle des deux grossesses, les veines ont disparu, mais à l'époque des règles elles reparaissent aux mêmes endroits que pendant la grossesse. (La malade que j'ai intérrogée à différentes reprises et sous des formes diverses est très-affirmative au sujet de cette dernière particularité).

A la deuxième grossesse, elle constate des veines dilatées sur les mêmes régions que la première fois. Lorsque le ventre est tombé ces veines n'ont pas diminué. Après son accouchement les veines ont conservé encore un certain volume ; elle a des taches bleues disséminées sur la peau du membre inférieur. En comprimant les parties superficielles de la cuisse, on fait très-facilement apparaître des varices sur cette région. Seins douloureux, gouflés, réseau superficiel très-dilaté. Cette malade, à la suite du premier accouchement a eu trois abcès du sein droit qui se sont ouverts. Elles n'a jamais eu de crampes. Pas d'hémorroïdes.

Obs. IX (personnelle) (Salle de la Clinique n° 27.) — Pissard, Léontine. — domestique. — Paris. 23 ans. Constitution faible, bassin normal, primipare, irrégulièrement réglée, faiblesse pendant la grossesse. Accouchement le 30 nov. (O-I-G-A). Poids de l'enfant 2,588. La dernière apparition des règles n'a pu être déterminée. Les veines sont encore apparentes : on peut très-bien les examiner. Les varices n'ont jamais été très-grosses. Elles existent surtout aux parties internes des cuisses. La malade ne peut préciser l'époque de leur apparition. Taches ecchymotiques à la partie postérieure de la jambe gauche. Les veines du sein sont un peu plus développées que celles des membres inférieurs. Examinée pendant les dix jours qui suivirent l'accouchement, cette malade présenta encore des dilatations veineuses assez notables ; la malade prétend qu'elles ont conservé à peu près le même volume que pendant la grossesse. Pas de constipation pendant la grossesse. Pas d'hémorrhoïdes.

Obs. X. (Observation communiquée par M. Choisil, externe.) — Pind (Augustine), 28 ans, blanchisseuse. Multipare, elle est à sa troisième grossesse. Bonne constitution. Elle porte à la joue droite une tumeur érectile remarquable par sa forme et son étendue. Cette femme présente des varices en nombre considérable. A sa première grossesse, elle n'avait rien du côté du système veineux. Ce n'est qu'à sa seconde grossesse qu'elle a remarqué des dilatations variqueuses qui ont primitivement débuté par la grande lèvre du côté droit, pour gagner succssivement le conduit vulvo-vaginal, la cuisse et la jambe droites. Quant à la partie latérale gauche des grandes lèvres, ainsi que la cuisse et la jambe du même côté, ces points n'offraient rien de bien remarquable à noter sinon quelques varicosités disséminées çà et là. Les veines dilatées du côté de la grande lèvre étaient tellement énormes qu'elles constituèrent un véritable obstacle à l'accouchement naturel et spontané. On fut donc obligé d'appliquer le forceps pour extraire le fœtus. Malgré les accidents qu'un tel état pouvait faire prévoir, tout cependant se passa bien et la malade en a été quitte pour une hémorrhagie de moyenne intensité dont on se rendit facilement maître.

Devenue enceinte pour la troisième fois, les accidents se sont reproduits dans le même ordre qu'auparavant, la cuisse et la jambe gauches restant toujours indemmes de toutes lésions veineuses. Aujourd'hui elle est enceinte de cinq mois environ, le volume de la tumeur siégeant aux parties génitales égale celui d'un œuf de poule. La malade souffre beaucoup ; elle a des tiraillements et des engourdissements dans les membres inférieurs. Elle a été plusieurs fois obligée de garder le repos absolu. Cette malade prétend qu'à ses deux dernières grossesses, les varices se sont montrées vers le deuxième mois, et qu'au bout de quinze jours, après leur apparition, elles avaient déjà un volume considérable.

Symptômes. — La veine a augmenté de volume et cette augmentation est progressive. La limite, entre la dilatation simple et la dilatation variqueuse, est peu tranchée, cliniquement parlant, et il est difficile de se prononcer. Le calibre n'est pas égal partout; il y a comme des renflements qui donnent au vaisseau l'aspect de longues nodosités réunies en chapelet. La peau, par transparence, est colorée ; quelquefois elle prend des teintes ecchymotiques. En même temps que la varice augmente les tissus qui la recouvrent deviennent plus franchement d'un violet bleuâtre, lorsque la malade est restée quelque temps dans la station verticale. La veine est réductible, elle est fluctuante ; dès qu'on cesse de la comprimer, elle se remplit de nouveau rapidement. Les veinules, réunies en amas, forment parfois une petite tumeur d'une consistance plus ou moins ferme.

Les varices sont surtout développées à la partie inférieure de l'abdomen, à la partie interne des cuisses, aux grandes lèvres, qui sont parfois turgides. On les rencontre encore sur le sein, la muqueuse vaginale, aux genoux, aux jambes ; on les trouve sur le trajet de la saphène interne et de ses divisions. Lorsque les varices existent aux jambes ou aux genoux, elles existent également aux cuisses; il faut les y chercher avec soin.

Quelquefois pourtant, dans ce dernier cas, on ne rencontre que de simples dilatations situées sur les portions terminales de la saphène. Il faut, bien entendu, tenir grand compte des habitudes morbides antérieures, et l'on comprend, sans qu'il soit besoin d'insister, que là où les veines sont déjà dilatées (blanchisseuses, cuisinières, etc.), la tension intra-vasculaire aura un effet plus prompt et plus efficace. Lorsque les varices existent depuis longtemps, et surtout à la fin de la grossesse, il survient de l'œdème ; ce dernier n'est pas généralisé comme dans la *phlegmatia alba dolens*, et, pour le constater, il faut souvent exercer une pression digitale forte et prolongée (Hervieux). Un rang chronologique est assez difficile à assigner à chaque département variqueux. Mon expérience n'est pas suffisante, et je ne veux donner qu'un à peu près. En se reportant aux observations que j'ai citées, on pourrait indiquer la marche suivante : quelquefois les varices varices n'apparaissent qu'au bout de deux grossesses, parfois elle débutent quelque temps après la conception pour augmenter vers la fin de la période de gestation. Chez les multipares, l'apparition des varices est assez précoce ; celles-ci vont toujours en augmentant de volume et, après l'accouchement, elles disparaissent peu à peu, mais moins vite qu'on ne le croit généralement. Habituellement les veines s'effacent quand l'utérus n'est pas gravide ; néanmoins, après des grossesses répétées, on peut les voir persister. Une particularité assez remarquable : le gonflement des veines, primitivement distendues, peut se montrer pendant l'époque cataméniale.

Pour les seins, la dilatation simple est la règle ; la varice est l'exception chez la femme enceinte. Pourtant j'ai pu en observer un cas.

Obs. XI. — (Personnelle.) — (Consultation de la Clinique.) — Legrand (Claire), domestique (Alsace), 24 ans, 13 novembre
Première grossesse, il y a 2 ans. L'enfant est venu à sep mois. Pas de varices. Pas d'hémorrhoïdes.

Deuxième grossesse. Elle est enceinte de cinq mois. Au début de la grossesse, quelques accidents. Les seins sont gonflés, un peu douloureux. Sur la peau qui les recouvre, mailles variqueuses, partant du pourtour du mamelon et s'irradiant vers la base du cou, vers les épaules et vers la région épigastrique. Entre les deux seins, un peu à la partie supérieure de la région qui les sépare, deux veines fortement dilatées se réunissent à angle presque droit : elles sont flexeuses, très-fluctuantes et la peau est soulevée à leur niveau, en même temps qu'elle laisse voir par transparence la couleur du sang. La varice qui part du sein gauche, a une longueur de cinq à six centimètres ; celle de droite a une longueur double environ. La région qu'elles occupent est moins souple que les régions voisines ; elle est le siége de quelques douleurs lancinantes. Le mamelon est très-fortement coloré.

A la partie inférieure du ventre dilatation veineuse, que l'on retrouve aux grandes lèvres, sur la muqueuse vaginale. Veines très-peu apparentes aux membres inférieurs. La paroi antérieure du vagin fait hernie entre les deux grandes lèvres, les veines y forment un lacis très-considérable. Lorsqu'elle est debout ou assise depuis un certain temps, cette femme ressent des douleurs intolérables. Elle urine à chaque instant et avec difficulté.

Les hémorrhoïdes sont liées à la constipation. D'après la remarque, déjà reproduite du Dr Budin, elles seraient plus rares qu'on ne le croit généralement; le fait a besoin d'une confirmation ultérieure. En tous cas, les hémorrhoïdes donnent lieu aux mêmes symptômes pendant la période de gestation qu'en dehors de cette période. Parfois ces hémorrhoïdes sont très-douloureuses, très-gonflées ; il y a un certain degré de ténesme anal. La constipation, d'ordinaire si marquée pendant la grossesse, ne s'accompagne pas toujours, à beaucoup près, de dilatations hémorrohoïdales. J'ai observé des femmes qui n'allaient à la garde-robe qu'une fois environ chaque semaine, et qui, pourtant, n'avaient aucune distension des veines de la région anale.

Mais, ce que l'on peut dire en thèse générale, c'est que là où il y a hémorrhoïdes, il y a constipation. Les deux observations suivantes sont confirmatives de ces données.

Obs. XII. — (Personnelle.) — (Consultation de la Clinique.). — Gauchon (Pétronille), cuisinière depuis 10 ans (Isère), 30 ans, 10 novembre.

Taille élevée, bonne santé. Enceinte depuis la fin du mois

de mars. Pas d'accidents sérieux au début de la grossesse. Elle a des varices : celles-ci ont débuté par la partie antéro-interne du genou droit, deux mois après la conception ; ces varices se sont étendues du genou à la cheville. Plus tard les veines se sont gonflées à la cuisse gauche. Système veineux des membres inférieurs assez développé, mais moins à la cuisse droite. Varicosités vaginales légères. Peu de choses aux veines superficielles du sein et de la paroi abdominale. Palpitations. Hypertrophie cardiaque.

Cette malade avait des hémorrhoïdes avant d'être enceinte. Elle a remarqué que, dès qu'elle allait à la garde-robe, après une assez longue période de constipation, les veines donnaient du sang. L'anneau anal est ferme, contracturé, douloureux à la pression. On n'y trouve pas de traces de dilatation vasculaire, mais lorsqu'on engage la malade à pousser, comme pour aller à la garde-robe, les veines hémmorrhoïdales deviennent turgescentes et bleues. Lorsqu'après les efforts de défécation la malade se couche, les varices hémorrhoïdales diminuent rapidement ; mais, si elle reste debout, elle souffre encore pendant un certain temps. Au moment de notre examen, elle n'était pas allée à la garde-robe depuis quatre jours ; cependant, comme nous l'avons déjà dit, elle n'avait pas d'hémorrhoïdes visibles. — Lavements, bains, etc.

Obs. XIII. — (Personnelle.) — (Clinique, no 2). — Hébert (Louise), employée de commerce (Paris), 41 ans, 24 novembre.

Primipare, accouchée à terme. Poids de l'enfant = 3050, sans la matière cérébrale. — (O.-I.-D.-P.-). — Rétrécissement du bassin. Pas de varices marquées pendant la grossesse. Veines des seins assez distendues, peau de cette région sensible. Deux mois avant d'être enceinte, elle a remarqué des hémorrhoïdes et des gardes-robes très-éloignées. Pendant le premier temps de la grossesse, la constipation a disparu et elle n'a pas souffert d'hémorrhoïdes. Mais, vers le huitième mois, les veines hémorrhoïdales se sont gonflées de nouveau, avec constipation opiniâtre à partir du sixième mois. A l'examen, la région anale est très-douloureuse, veines turgescentes. Un peu de leucorrhée anale. Le sphincter est dur et rétracté. La malade est obligée de prendre plusieurs lavements pour vaincre la constipation ; pendant les efforts de défécation, bourrelet hémorrhoïdal considérable, la douleur persiste assez longtemps, puis va en diminuant. — Lavements, lotions, etc.....

Complications des varices. — La veine distendue laisse échapper une partie de son contenu ou son contenu tout entier. Dans le premier cas, l'œdème survient; dans le second cas, une hémorrhagie a lieu. Nous ne nous occuperons de ces deux faits qu'à titre de complications.

Dès que la pression intra-vasculaire est assez forte pour dépasser la pression extérieure qui s'exerce sur les parois veineuses, l'exosmose hydropique se forme (Jaccoud). L'œdème peut se manifester dès le troisième mois de la gestation ; il augmente à mesure que l'époque de l'accouchement approche, avec une succession du plus ou moins qui dépend de plusieurs causes : station, fatigue, etc. Vers la fin de la période gestative , alors que les pressions intra-abdominales diminuent, on peut voir le gonflement des membres inférieurs, de la vulve, s'effacer en partie. La dyscrasie gravidique favorise la formation de l'hydropisie.

L'hémorrhagie des veines variqueuses est un accident redoutable, souvent mortel, de la grossesse. La tension intra-veineuse, la veine artérialisée, la situation superficielle du vaisseau, sont autant de conditions qui en favorisent le développement. La peau et la paroi veineuse s'ulcèrent, et spontanément ou à la suite d'un traumatisme quelconque, une hémorrhagie foudroyante surgit. L'observation rapportée par Cazeaux est devenue légendaire. M. le Dr Polaillon a cité tout dernièrement un cas à la Société de médécine de Paris, dans lequel cette hémorrhagie, due à des veines considérables, a été rapidement mortelle. L'observation ne porte pas si la plaie était spontanée ou si elle avait été occasionnée par une action traumatique.

Obs. XIV. — M. Polaillon, Société de médecine de Paris, in *Gazette obstétricale* d'octobre 1876. — Il s'agit d'une jeune femme enceinte, âgée de 20 à 25 ans, blanchisseuse, habitant Gentilly, et qui, tous les matins, le jour même de l'accident, venait à pied de Gentilly au fort Saint-Jacques travailler dans un atelier. Cette femme avait aux jambes de fortes varices.

Ce matin, comme les jours précédents, elle s'était mise à son travail, quand elle s'aperçut qu'elle perdait du sang par une plaie à la jambe.

L'hémorrhagie devenant abondante, on la mit sur un brancard et on l'apporta à la Maternité ; mais, avant d'avoir été montée dans la salle, elle avait succombé. M. Hervieux, appelé auprès d'elle, pratiqua l'opération césarienne : l'enfant fut retiré vivant encore, mais il mourut au bout de quelques instants. Arrivé sur ces entrefaites, M. Polaillon examina cette femme et trouva, au niveau de la malléole interne, une petite plaie circulaire par laquelle s'était produite l'hémorrhagie. Il constata, en outre, que les jarretières placées au-dessous du genou, avaient dû exercer une constriction très-marquée.

Les varices vaginales donnent à la muqueuse une coloration intense. Elles gênent par leur présence, lorsqu'elles sont très-dilatées ; dans ce cas, elles font hernie au dehors. La malade a des pesanteurs, de la leucorrhée. Mais la conséquence la plus grave est l'hémorrhagie qui peut survenir au moindre traumatisme.

Troisième degré. — *Coagulation et inflammation.* — Nous avons indiqué le processus suivant, dans une veine distendue : dilatation, coagulation, inflammation. Peut-on trouver symptomatiquement ces différents degrés de l'échelle morbide ? La coagulation précède-t-elle l'inflammation ? Chercher la solution de ces questions est souvent fort difficile, je dirai plus, dangereuse pour la malade que l'on observe.

Si la veine tendue, mais réductible à sa plus simple expression, et franchement fluctuante, devient dure, si on sent à travers sa paroi un coagulum de plus en plus volumineux et si l'inflammation plus ou moins tardive se montre, la solution est trouvée. Il faut observer chaque jour, presque à chaque instant, la veine intéressée, d'où difficulté énorme pour établir la préexistence du caillot, qui devient rapidement, par sa présence, agent d'inflammation.

J'ai dit que cette recherche était dangereuse, et en effet explorer, palper ainsi une veine, qui contient une masse coagulée, n'est-ce pas déterminer presque à coup sûr un embolus ? De là des conséquences que l'on comprendra sans qu'il soit besoin d'y insister.

La phlébite superficielle et spontanée frappe surtout les veines qui rampent sous la peau du membre inférieur. Nous commencerons donc l'étude de ce stade par la phlébite de la saphène interne.

Obs. XV. (Personnelle). Ferté (Flore), cuisinière (Somme), 35 ans. — Entrée à la Clinique, le 23 septembre ; 1876 bonne conformation du bassin, bonne constitution. Pas d'antécédents arthritiques. Avant son entrée à l'hôpital, elle a déjà eu trois grossesses : une première fois elle a accouché à sept mois et demi, une deuxième fois à neuf mois, une troisième fois à huit mois et demi ; la dernière apparition des règles date du 15 avril. Elle vient à la Clinique le 9 septembre pour consulter le Dr Guéniot, qui remplaçait pendant les vacances M. le professeur Depaul. Cette malade souffrait de varices très-distendues après une journée de fatigue. Le médecin de la ville l'avait engagée à venir à la consultation de la Clinique à cause du développement insolite de son ventre à cette époque de la grossesse (cinq mois environ). Il lui fut conseillé de se reposer ; la malade rentra chez elle, cessa ses occupations et se tint allongée dans un fauteuil ; néanmoins il survint un commencement de phlébite et elle fut de nouveau obligée de revenir à la consultation le 16 septembre ; elle entra à l'hôpital à cette époque.

Cette femme, enceinte pour la quatrième fois, n'a eu que des dilatations veineuses insignifiantes pendant le cours de ses trois premières grossesses. Les varices actuelles ont augmenté progressivement ; elles ont débuté par la partie externe du genou gauche. La malade a remarqué que ces varices s'étaient montrées dès que sa dernière époque avait manqué, c'est-à-dire au mois de mai dernier. A toutes ses grossesses antérieures elle a souffert des crampes dans les mollets.

Je l'examine à son entrée dans la salle, le 16 septembre, et je constate des varices sur les membres inférieurs, sur la muqueuse vaginale, sur les grandes lèvres ; mais ces varices sont surtout développées, à droite sur la grande lèvre et sur la jambe, à gauche sur la cuisse (disposition croisée).

Le développement de ces varices, au dire de la malade, s'est produit dans l'ordre suivant : d'abord à la partie antéro-externe de la cuisse gauche, surtout au voisinage du genou ; puis les veines se sont dilatées en remontant vers la base de la cuisse, et ont enfin apparu au mollet droit et aux organes génitaux à peu près en même temps. L'inflammation a frappé les varices de la cuisse gauche, en premier lieu à la partie supérieure de la face externe du genou ; ensuite, remontant obliquement de bas en haut sur la face antérieure de la cuisse, elle s'est circonscrite aux veines situées à un travers de doigt au-dessous du pli de l'aine.

Sur le trajet de ces veines variqueuses, on sent un cordon dur et sinueux, renflé par places. La peau qui le recouvre est mobile ; elle a une couleur bistrée, la pression digitale est peu douloureuse. Le chapelet variqueux enflammé va en augmentant de volume de bas en haut. A trois travers de doigt au-dessous du pli de l'aine, on sent une plaque indurée ayant environ 5 à 6 centimètres de largeur et 15 à 16 centimètres de longueur sur le trajet des vaisseaux ; entre cette partie résistante et le pli de l'aine, vers la partie interne de la face antérieure de la cuisse, et profondément située, on constate une tuméfaction dirigée transversalement et pouvant en imposer pour un ganglion engorgé.

A ce niveau, la peau a conservé sa coloration normale. Au début, il y a eu un peu de fièvre ; actuellement il ne reste plus qu'un peu d'embarras gastrique. Pouls, 72 ; température, 36,7.

9 septembre. Les membres inférieurs étaient déjà notablement œdématiés ; l'œdème a diminué par le repos, sans pourtant disparaître complètement.

Les 23, 24 et 25. Même état général, la tuméfaction de la cuisse n'a pas augmenté pendant ces derniers jours, mais la pression sur la tumeur est un peu plus douloureuse. Pas de fièvre Repos au lit. La malade ne gardant pas les lavements qu'on lui administre, et les symptômes gastriques ne permettant pas d'agir par la voie intestinale, le Dr Guéniot ordonne des frictions sur le ventre avec une pommade à l'iodure de potassium.

Les 26, 27 et 28. Dyspepsie confirmée. Comme état local, la peau est devenue plus adhérente aux parties profondes ; l'empâtement est moins circonscrit, la température des parties enflammées paraît augmentée.

Le 28. Pouls, 78 ; température, 36,6.

Du 28 septembre au 3 octobre. L'état gastrique n'est pas sensiblement amélioré. Sur la cuisse on constate de petits îlots d'une teinte rosée, un peu ramollis ; douleur à la pression.

Le 3 octobre. Température, 36,8 ; pouls, 82. Cataplasmes et frictions à l'onguent napolitain belladoné, loco dolenti.

Lé 4. La malade a ressenti cette nuit de petits frissons à la partie inférieure de la cuisse. On remarque une nodosité variqueuse, large comme une pièce de 1 franc, plus rouge et plus douloureuse ; de petits élancements s'y sont fait sentir pendant la nuit et dans la matinée qui l'a suivie. Le développement du ventre continue. M. Guéniot ordonne une potion avec iodure de potassium, 0,80; température, 36 ; pouls, 72.

Le 5. Etat général assez bon. Le chapelet variqueux est encore douloureux à la pression. Le point rouge constaté hier s'est ramolli. D'autres plaques rouges ont apparu au niveau des nodosités. La peau est moins mobile et l'empâtement plus diffus. Il n'y a pas de fluctuation. Temp. 37,1 ; pouls, 80. — Même traitement.

Le 6. Un peu de dyspnée. Douleurs au niveau des parties enflammées. Pour le reste, même état qu'hier. Temp., 36,7, pouls, 78.

Le 7. Le développement du ventre est augmenté par de la tympanite. Le chapelet variqueux, exploré dans toute sa longueur, paraît moins dur que les jours précédents. — Lavements à l'iodure de potassium. — Pas de fièvre.

Le 8. Malaise après les repas. La peau qui recouvre les parties enflammées paraît un peu plus rouge que la veille. Pas de fièvre.

Les 9, 10, 11, 12. Les nodosités enflammées sont devenues plus consistantes. La teinte rouge tend à s'effacer. La sensibilité est moindre. Les tumeurs variqueuses paraissent plus mobiles au milieu du tissu cellulaire. Dyspnée, pas de fièvre.

Le 13. Les varices sont devenues rouges et légèrement violacées. La région est encore sensible. La malade se plaint de la diminution de ses forces.

Le 14. La douleur sur le trajet du cordon variqueux a bien diminué. On ne la provoque que par une assez forte pression. La malade s'est levée hier. Elle a ressenti quelques élancements au niveau des parties enflammées.

Les 15, 16, 17. Dyspnée, dyspepsie, ballonnement du ventre. Même état local. — Potion avec teinture de noix vomique.

Le 18. Pendant ces derniers jours, le ventre a augmenté assez rapidement de volume; il est actuellement développé comme à huit mois et demi de grossesse. Peu de changements dans l'état local. — Frictions iodurées.

Les 19, 20, 21. La peau au niveau des varices enflammées est devenue violette. Les varices de la grande lèvre droite augmentent de volume.

Les 22, 23, 24, 25. Le cordon variqueux a repris la dureté qu'il avait au moment où la malade est entrée à la Clinique, mais il a notablement diminué de volume. Actuellement, il est gros comme le petit doigt environ. Les parties voisines sont souples. Lorsque la malade est levée depuis un certain temps, le chapelet variqueux augmente un peu de volume et la peau prend, par transparence, une coloration violette légère. Etat gastrique meilleur. Dyspnée.

Les 26, 27, 28. Même état local, où à peu près. Distension considérable du ventre. La mensuration donne les résultats suivants : circonférence du ventre, un travers de doigt au-dessous de l'ombilic=111 centimètres. Du pubis à l'appendice sternal =44 centimètres. D'une épine iliaque antérieure et supérieure à l'ombilic = 23 cent.

Du 28 au 31. La malade se lève ; elle remarque que les varices augmentent beaucoup, surtout celles de la jambe droite. Au niveau des veines enflammées, sa peau se pigmente et se ride un peu. Quand elle s'est tenue quelque temps debout, le cordon induré paraît augmenter un peu de volume. Anorexie presque complète. Circonférence du ventre = 113 centimètres du pubis au sternum = 47 centimètres. De l'ombilic,— 23 centimètres.

1er novembre. M. le professeur Depaul, reprend la direction du service. Il fait remarquer aux élèves l'œdème sus-pubien qui accompagne l'œdème de la paroi abdominale et des membres inférieurs. Les varices enflammées ne sont plus représentées que par un cordon dur de la grosseur d'une plume d'oie. La malade se lève le 4 novembre pendant quatre heures, et, dans la matinée du 5, on remarque vers le milieu du trajet variqueux un point un peu plus rouge et un peu plus sensible à la pression.

Du 6 au 10. La partie nouvellement enflammée a été le siége de quelques élancements, mais elle est déjà moins rouge. — Cataplasmes, etc.

Du 10 au 15. L'œdème fait des progrès. On le constate principalement à droite au pied et à la jambe, à gauche, au pied seulement. Il remonte, en avant, sur la paroi abdominale, en arrière sur la région des reins. Le 16, la malade ressent des douleurs utérines toutes les heures à peu près.

Du 16 au 20 novembre. Gonflement œdémateux de plus en plus considérable; tout le membre inférieur gauche en est frappé, les veines de la paroi abdominale sont très-dilatées, presque variqueuses; dyspnée considérable, anorexie complète, insomnie, albumine dans l'urine. Douleur frontale, trouble de a vue. Circonf, = 119. Pubis à sternum, = 54 Ep. il. à ombilic = 27.

Du 20 au 25. L'œdème sus-pubien plus marqué; entre le pubis et le ventre existe une partie très-déprimée qui menace de s'ulcérer. La malade a essayé de se lever un peu (23, 24, 25), elle a remarqué que ses varices se dilatent moins qu'à l'époque où l'œdème était moins prononcé. Les mains et la joue sont un peu œdématiées. Les symptômes généraux n'ont pas diminué. Circonf. = 123. Depuis deux jours (23, 24), la malade ressent de véritables contractions utérines qui apparaissent par crises. Le 25, on constate un commencement de dilatation du col

Le 28, la dilatation est de la grandeur d'une pièce de cinq francs. Le 29, elle est plus grande encore et on sent une tête d'enfant à travers l'orifice dilaté. Même état général. 9 grammes 80 centigrammes d'albumine par litre d'urine,

1er décembre. Les douleurs utérines se sont momentanément arrêtées; saignement de nez dans la matinée. — Dyspnée, etc.... — Accouchement le 1er décembre à midi. La malade met au monde trois enfants du sexe masculin; tous les trois se présentent par le sommet. Le travail a duré 4 heures 35 minutes, la délivrance a été naturelle, trois poches amniotiques — deux placentas réunis à un troisième par un pont de tissu fibreux.

Premier enfant : poids, = 1970 ;—deuxième enfant, = 1880 ; — troisième enfant, = 1750.

2, 3 décembre. La malade est très-fatiguée. Pas d'examen.

Du 4 au 10 décembre. Amélioration sensible de l'état général. Moins de dyspnée et moins d'albumine. L'œdème qui est encore assez considérable a cependant notablement diminué. Les varices de la jambe droite sont beaucoup moins gonflées ; mais celles qui existaient à la partie externe du genou, à la partie externe et inférieure de la cuisse gauche, ont conservé à peu près le même volume. La tuméfaction inflammatoire ancienne, est formée par un cordon très-dur et sinueux, dont le volume ne dépasse pas celui d'une plume d'oie. La peau qui recouvre cette région est toujours très-pigmentée ; elle est couverte de poils déliés qui, par une disposition singulière, se sont développés suivant la direction même du chapelet induré.

12 décembre et jours suivants.

La malade est en bonne voie de guérison.

Obs. XVI (personnelle). — Gschicht (Marie), 26 ans, cuisinière. — Entrée à la Maternité le 15 septembre. A Paris depuis huit ans, elle en est à sa seconde grossesse. Le 3 janvier elle a vu ses règles pour la dernière fois; actuellement elle est à terme.

Pendant sa grossesse, elle a souffert de bronchite : avant, elle n'était pas sujette à s'enrhumer ; depuis qu'elle est enceinte, elle n'a pas cessé de tousser. Elle est entrée à la *Pitié* le 14 juin dernier pour y être soignée de sa bronchite; elle est sortie améliorée deux mois après.

Au bout de trois semaines, elle s'est présentée à la *Maternité*, où elle a été admise dans le service des femmes grosses ; elle a continué à tousser et est alors entrée à l'infirmerie de l'hôpital, salle *Sainte-Claire*, n° 4, où elle est aujourd'hui.

L'examen de la poitrine ne fait constater aucune lésion des organes internes ; les symptômes de bronchite, à la suite d'un traitement approprié, ont disparu. Nous l'examinons le 17 octobre et nous constatons l'état suivant :

La presque totalité des membres inférieurs, de chaque côté, est marquée par des varices superficielles, mais c'est surtout aux pieds et aux jambes qu'elles sont le plus accentuées. Dans les deux parties du membre inférieur, les varices représentent un vaste réseau qui couvre en grande partie la peau du pied, de la jambe, et qui entoure l'articulation tibio-tarsienne. Le mollet lui-même en est couvert. Les varices deviennent plus volumineuses à droite où elles forment des nodosités, des pelotons variqueux plus ou moins considérables, rappelant l'aspect de certaines tumeurs érectives. A la partie interne des deux cuisses, vers les dernières portions de la saphène interne, on constate également l'existence de quelques masses variqueuses, se prolongeant de chaque côté, presque jusqu'à la partie supérieure de la cuisse; la partie externe de cette région présente quelques varicosités superficielles, mais moins volumineuses et beaucoup plus disséminées. A la vulve, on trouve les grandes lèvres très-développées dans leur partie la plus saillante et parcourues par des veines variqueuses à la partie supérieure. Ces veines sont surtout très-saillantes à la partie supérieure et dans le voisinage du clitoris, autour duquel elles forment un réseau circulaire ; la muqueuse vaginale est elle-même parcourue par des dilatations vasculaires qui se prolongent vers les parties profondes.

L'exploration par le toucher permet de constater la dilatation du col qui n'est pas encore effacé et de sentir à travers le segment inférieur de l'utérus la tête fœtale. L'auscultation de l'utérus à travers la paroi abdominale permet d'entendre à droite et surtout à gauche, aux lieux d'élection, un souffle utérin très-prononcé. L'auscultation révèle également les bruits du cœur fœtal. Cœur maternel normal, langue humide, appétit conservé, pouls 72 ; insomnie due à la persistance de la toux.

Il résulte des renseignements fournis par la malade que, pendant sa première grossesse, la jambe gauche avait été plus particulièrement le siége du développement des varices. Après l'accouchement, ces varices avaient disparu, mais au dire de la malade elles reparaissaient au moment des règles. Lors de la seconde grossesse, les veines sont redevenues variqueuses, mais cette fois sur les deux membres en même temps.

Vers le 4e mois de la grossesse, un peloton variqueux, situé à la partie interne de la jambe gauche, s'est enflammé, ce qui nécessita le repos et l'application de topiques émollients; l'inflammation dura peu de temps et il n'en reste plus aujourd'hui comme témoignage, qu'une plaque indurée, assez vivement colorée.

La malade, malgré ses varices, n'était pas obligée de garder un repos absolu, sauf, comme nous l'avons dit, pendant la période inflammatoire. Il faut néanmoins noter que, après une fatigue prolongée dans la station verticale, il survient d'ordinaire une tuméfaction œdémateuse, qui augmente le volume des deux membres inférieurs, indépendamment de l'accroissement occasionné par les varices. Sous l'influence du repos, depuis un mois, l'œdème tend à disparaître et les dilatations variqueuses à s'amoindrir.

L'état général est du reste satisfaisant, et rien ne peut faire présager des complications ultérieures.

Obs. XVII. (Séance du 19 mars 1862.—*Bulletin de la Société de Chirurgie.*) — Blot communique le résumé de cures radicales de varices volumineuses, chez des femmes enceintes, par phlébite adhésive spontanée. Les deux femmes qui font le sujet de ces observations sont toutes deux grandes, fortes et bien portantes. L'une est primipare, l'autre multipare. Elles sont toutes deux parvenues au septième mois de la grossesse. Chez, toutes deux les paquets variqueux enflammés ont pour siége le jarret et la malléole interne. Chez l'une et l'autre une rupture peu étendue de ces varices a eu lieu avant l'entrée à l'hopital. A ce moment, voici ce qu'on peut constater : varices volumineuses dans les jarrets et sur la face interne de la jambe droite surtout. Chez l'une, les varices qui répondent à la malléole interne sont très-vivement enflmmées ; on sent là plusieurs cordons durs avec rougeur et chaleur de la peau qui est légèroment ulcérée en un point. Chez l'autre, c'est sur le côté interne du jarret qu'on trouve les mêmes phénomènes. Le traitement consiste en cataplasme sur les parties malades, et élévation du membre tous entier au moyen d'un plan incliné. Chez la nommé P..., il existe en outre des varices du col de l'utérus que le toucher fait saigner, quelque soit la douceur avec laquelle on le pratique. — Quinze jours après l'entrée de P.. . et trois semaines après celle de F..., les tumeurs variqueuses enflammées sont guéries et les veines qui les formaient ont disparu ; on n'en sent plus d'autre trace qu'une plaque dure, comme cicatricielle, au niveau de l'endroit où primitivement existaient les cordons noueux et saillants. Les caillots qui s'étaient formés au niveau des points rupturés, ont complètement disparu ; une partie du sang s'est écoulée au dehors, comme on pourrait le voir sur les cataplasmes ; une autre a été probablement résorbée, et un mois avant l'accouchement le calibre des veines enflammées a complètement disparu. — Les femmes qui restèrent soumises à notre observation jusqu'après leur accouchement, sortirent bien portantes, l'une le 24, l'autre le 26 décembre 1860. Elles étaient entrées à l'hôpital l'une le 15 septembre, l'autre le 18 du même mois.

(Suit la constatation de la rareté de la guérison spontanée des varices par phlébite adhésive, surtout pendant la grossesse.)

Les observations de phlébite spontanée, pendant la grossesse, sont excessivement rares. Après l'accouchement, au contraire, la phlébite superficielle est fréquente ; on en trouve des exemples nombreux, soit dans le travail du Dr Nivert (Archives générales de médecine, août 1862), soit dans celui du Dr Marquet (1). La première observation, prise à la Clinique, relate l'histoire d'une femme qui a présenté un double intérêt ; d'abord au point de vue des varices ; puis à cause de sa grossesse multiple. Nous avons rapporté avec détail la première partie de l'histoire de cette malade ; la seconde partie, nécessairement un peu écourtée, présentera probablement encore de l'intérêt pour ceux qui s'occupent des questions obstétricales. La deuxième observation, que j'ai pu recueillir grâce à l'obligeance du Dr Hervieux, médecin distingué de la Maternité de Paris, offre un cas d'inflammation phlébitique extrêmement modéré, guérie probablement par phlébite adhésive.

Symptômes. — La phlébite superficielle peut revêtir deux formes, à terminaisons distinctes : la forme adhésive et la forme suppurative. La première, celle que nous avons observée et dont nous rapportons des exemples, appartient surtout à la période de gestation ; la seconde, entachée plus ou

(1) Marquet, thèse inaugurale. 1876.

moins de septicémie, ressortit plutôt aux influences morbides, qui atteignent la femme après l'accouchement.

Les symptômes généraux de la phlébite, qui doit se terminer par l'adhésion de la paroi veineuse au caillot fibrineux, peuvent être très-amoindris. Chez la malade qui fait l'objet de l'observation XV et que nous avons pu examiner, presque dès le début des accidents, ils n'existaient pour ainsi pas. Quoi qu'il en soit, on peut constater : un léger mouvement de fièvre, de la céphalalgie, de la courbature. Le pouls est accéléré, de petits frissons se font sentir qui, dans le cours de l'affection, marquent parfois l'inflammation de nouvelles nodosités. En somme, état des forces assez peu modifié.

Sur le trajet variqueux, les veines deviennent plus douloureuses. C'est là souvent le premier symptôme qui attire l'attention vers la région malade. A la distension variqueuse des jours précédents, s'ajoutent la tension et le gonflement inflammatoires. La veine se présente dès lors sous l'aspect d'un cordon dur, rénitent, traduit par une ligne rouge et sinueuse qui s'avance vers le cœur. La partie malade et les parties voisines, dans un espace plus ou moins considérable, sont le siége de différentes sensations : fourmillements, engourdissement. Le membre lui-même est douloureux.

Si, légèrement, on vient à presser sur la tuméfaction, on provoque une douleur vive qui augmente par places. La peau gonflée et moins mobile sur les parties qu'elle recouvre est d'abord rouge, puis elle prend les teintes successivement décroissantes d'une tache ecchymotique en voie de résorption.

La marche des accidents est extensive, elle est intermittente. Il y a, partois, comme des poussées inflammatoires, qui s'échelonnent à des distances plus ou moins considérables. Ces accidents peuvent durer un temps plus ou moins long; mais, ordinairement, le repos et un traitement approprié les font assez facilement disparaître. Le cordon induré n'a pas une consistance uniforme, pendant tout le temps que dure l'inflammation. Tantôt dur, puis plus mou, il ne se ramollit pourtant pas jusqu'au point de devenir fluctuant (forme adhésive).

A mesure que l'inflammation vieillit, on sent la veine diminuer de volume ; on voit la peau se rider, se pigmenter ; elle semble hypertrophiée, et les parties qu'elle renferme participent à son hypertrophie (observation XV). Le tissu cellulaire périvasculaire prend sa part de la phlogose du début et de l'induration de la fin. Le tout, veine et atmosphère celluleuse, ne forment bientôt plus qu'une masse compacte à travers laquelle on sent des inégalités qui ont été comparées à des sangsues renfermées dans un linge (Hervieux) ou à des amas de vers de terre (Follin). La circulation est un moment suspendue ; il survient un œdème léger ; les veines, restées libres et qui aboutissent à la partie enflammée se distendent et forment des arborisations plus ou moins simueuses. Au bout d'un certain temps, les douleurs disparaissent, et la malade, là où elle avait des flexuosités vasculaires et molles, présente une sorte de gâteau pâteux, traversé de cordons durs, témoignage de l'inflammation vasculaire et péri-vasculaire.

Nous venons de décrire les symptômes les plus saillants de la phlébite adhésive : c'est la seule que nous ayons observée.

Il en est une autre, la phlébite suppurative, bien autrement grave, puisqu'elle peut avoir pour terminaison l'infection purulente. Comme nous l'avons dit, elle dévoile presque toujours un état dyscrasique; elle est caractérisée par des abcès multiples, parfois disposés en forme de chapelet (Hunter). Mais ce n'est pas là notre phlébite dont le trait dominant est la coagulation, la rétraction des parties malades ; phlébite qui, comme nous le verrons, est essentiellement bénigne, plus que bénigne même, curative, si on admet avec bon nombre d'auteurs que les varices se guérissent en s'enflammant. Telle est la marche, tels sont les caractères les plus accusés de l'inflammation plhébitique qui frappe le saphène interne ou ses divisions.

L'inflammation des veines superficielles de la peau des mamelles est rare pendant la grossesse, en dehors de toutes lésions ulcératives. Cet accident, fréquent pendant la période de lactation, est exceptionnel pendant la période de gestation. Il ne s'est montré dans aucun des cas que j'ai pu voir à la Clinique.

L'inflammation des veines hémorrhoïdales relève surtout de la pathologie externe. La grossesse n'imprime à cette affection aucun cachet spécial. Les veines hémorrhoïdales peuvent être le siège de douleurs intolérables ; gonflées outre mesure, elles arrivent à s'ulcérer. Elles augmentent, par leur présence, la gêne qu'apporte avec lui l'état gravidique. Enfin, par la perte de sang qui survient dans le cas d'extrême distension, elles augmentent la dyscrasie, origine de tant de troubles fâcheux pendant l'époque gestative.

CHAPITRE III

NATURE DE LA MALADIE (CONCLUSION). — PRONOSTIC. DIAGNOSTIC. — TRAITEMENT. — STATISTIQUE.

Nature de la maladie. — Comment avons-nous compris la phlébectasie superficielle ? Quelles sont les lésions spontanées que cette affection engendre? Où commencent-elles, ou finissent-elles ? Il nous faut maintenant répondre à ces trois questions.

Pendant la grossesse, le système veineux superficiel augmente de volume; les veines, jusque-là plus ou moins cachées, se dessinent sous la peau. Cette augmentation générale du volume des vaisseaux à sang noir peut être attribuée à la pléthore aqueuse, à l'hydrémie. Mais tandis que les veines de la partie supérieure du corps, à l'exception de celles qui rampent sous la peau des mamelles, reçoivent peu l'impression de cette ectasie gravidique, les veines du membre inférieur, celles des organes génitaux et de la muqueuse vaginale, celles de la partie inférieure de la paroi abdominale supportent presque à elles seules le contre-coup de cette dyscrasie aqueuse. Les vaisseaux veineux qui occupent les régions que je viens d'énumérer sont dilatés; ils le sont à une époque qui s'éloigne peu de la conception et à mesure que l'utérus se développe, la dilatation augmente. L'utérus est-il l'agent brutal de cette dilatation? Ou bien les forces qui agissent pour le mettre en activité vont-elles exercer leur influence au loin et atteindre, par contre-coup, des vaisseaux tributaires les uns des autres ? Nous avons essayé de montrer que la matrice agit rarement par sa présence massive au début de la gestation ; qu'à cette période, prodomique, pour ainsi dire, les pressions intra-vasculaires jouent le principal, sinon l'unique rôle ; mais qu'à une époque plus avancée cette masse utérine, devenant prépondérante, va élire domicile hors de chez elle, et entraîne, par son développement, des actions physiologiques nouvelles. L'utérus se vascularise, la pression augmente dans ses vaisseaux veineux : c'est le premier acte ; l'utérus entre dans la cavité abdominale, refoule tout autour de lui, augmente les pressions circonférentielles: c'est le second acte. Quelle en sera la conséquence ? Elle est facile à prévoir : la pression intra-veineuse dans la veine cave inférieure sera augmentée, et cela d'autant plus que la gêne sera plus grande. Cette ultra-pression du grand canal veineux abdominal ne sera pas le seul phénomène observé , les veines qui viennent du vagin aboutissent par l'hypogastrique à cette veine cave inférieure, les veines qui rapportent le sang du membre inférieur y aboutissent également, et la dilatation de ces vaisseaux résultera dès lors d'une action physiologique très-simple. Pression augmentée dans la veine cave inférieure, pression augmentée dans les veines superficielles de la partie inférieure du corps, cela s'enchaîne. La pression amène la dilatation d'une part et le ralentissement de l'autre, et ces deux chefs mettent le sang dans une situation absolument favorable à sa coagulation. Pourra-t-on invoquer d'autres causes à cette dilatation et à cette coagulation ? Sans doute, mais celles-là suffisent, quoiqu'elles ne soient pas exclusives.

Le coagulum encombre la veine, celle-ci s'irrite ; l'inflammation vasculaire et péri-vasculaire éclate et la phlébite est constituée. Mais, encore ici, on peut admettre un autre *modus faciendi* et croire à la préexistence de l'inflammation. La coagulation entraîne l'inflammation, ou l'inflammation entraîne la coagulation; ces deux modes opposés sont l'objet de débat entre les opinions diverses. Pour nous, considérant un certain groupe d'actions, particulières à la grossesse, qui réagissent sur le système veineux superficiel, et trouvant dans cette affection un cachet spécial comme gravidique, nous n'avons pas hésité à admettre la théorie qui fait du coagulum une sorte d'épine inflammatoire.

Au résumé, trois stades principaux : dilatation, coagulation, inflammation. Dans ces trois stades, un fait domine : l'ectasie, et le cercle inflammatoire semble prendre pour centre la distension excessive du vaisseau.

Dans les observations que j'ai faites, dans celles que j'ai lues, toujours la varice s'est trouvée avec l'inflammation et à côté d'elle. Il m'a semblé qu'on ne pouvait les distraire l'une de l'autre et j'ai réuni, sous une dénomination commune de *phlébectasie*, les deux chefs de la maladie.

Pronostic. — La phlébectasie a ceci de particulier que c'est une maladie bénigne qui peut engendrer les plus redoutables complications. Les veines dilatées au vagin constituent une gêne plutôt qu'une souffrance; qu'une de ces veines s'ouvre, la mort peut en résulter. Aussi faut-il être très-réservé et ne pas dire à une femme enceinte atteinte de phlébectasie superficielle que son affection est insignifiante. Envisagée à ce point de vue, la varice est plus grave que la phlébite.

Chez une femme atteinte à sa première grossesse de dilatations simples, mais très-confluentes, il faut penser aux varices qui peuvent survenir pendant des grossesses ultérieures. Si une, varice, devient très-grosse, si elle est superficiellement placée, on peut craindre la phlébite qui, quoique bénigne, expose la malade à certaines chances de mort (embolie, gangrène, etc).

D'une manière générale, les dilatations variqueuses de la muqueuse du vagin me semblent plus graves que celles des membres, et les cas mortels sont plus fréquents à la suite de l'hémorrhagie de ces veines (cas de Cazeaux). Il est d'ailleurs prudent de toujours réserver son pronostic et de se rappeler que la phlébectasie superficielle est une maladie insidieuse.

Diagnostic. — On peut confondre une tumeur variqueuse avec les différentes tumeurs fluctuantes qui siégent à la peau, à la muqueuse vaginale, etc. Le propre de la tumeur variqueuse est d'être réductible, d'être recouverte par la peau, à travers laquelle le sang prend des colorations diverses. Aux seins, la tumeur variqueuse peut être prise pour un abcès, surtout si l'on songe que les varices coïncident parfois avec de la rougeur, de la sensibilité, etc. La forme de la tumeur, son développement progressif et lent, ayant accompagné ce que l'on nomme vulgairement la montée du lait, mettront sur la voie du diagnostic.

Une tumeur variqueuse du vagin peut faire croire à la sortie d'une partie fœtale ecchymosée, d'autant plus que la bosse sanguine prend beaucoup des caractères de la tumeur variqueuse. Outre les signes qui indiquent qu'une femme est ou a été en travail, on remarquera encore que la bosse sanguine est libre de toute adhérence avec la paroi vaginale, que les contractions utérines la déplacent dans une certaine direction, etc.

La phlébite est-elle susceptible d'être confondue avec le phlegmon? L'erreur est plus facile lorsqu'on n'a pas assisté au début des accidents. Mais l'état des autres parties variqueuses, la dureté spéciale aux varices enflammées, les sensations diverses qu'elles font percevoir, sont autant de signes qui éclaireront le diagnostic. Le phlegmon profond sera moins facile à comprendre encore que l'inflammation variqueuse.

Dans un cas que j'ai observé (obs. XV), une veine tributaire de la saphène interne, près de sa terminaison et profondément située, a donné lieu à un diagnostic différentiel entre un ganglion du pli de l'aine engorgé et une phlébite localisée. La direction du vaisseau était dans le sens anatomique de la direction des ganglions placés à ce niveau. M. le Dr Guéniot fit remarquer aux élèves du service cette particularité. L'absence de lésions ulcératives ou de plaques eczémateuses au membre inférieur, la marche des accidents, la conformation même du cordon induré, son voisinage des veines enflammées avec lesquelles il semblait se continuer, etc., etc., permirent de résoudre la difficulté.

La *phlegmatia alba dolens* donne lieu à un œdème plus considérable, à une douleur plus vive, à une coloration spéciale de la peau ; elle est souvent le retentissement d'une phlébite profonde ; on pourra donc aisément la distinguer de la phlébite superficielle.

Telles sont les principales maladies avec lesquelles il serait possible de confondre les divers degrés de la phlébectasie superficielle. Les différentes veines qui sont le siége de la localisation morbide ne donnent pas lieu à des considérations diagnostiques dignes d'être rappelées.

Traitement. — La simple dilatation n'exige pas des soins spéciaux. Les varices, au contraire, réclament un traitement sinon curatif, au moins palliatif.

La malade qui a des varices doit éviter d'augmenter les tensions vasculaires. Aussi faut-il lui détendre les vêtements trop serrés : ceinture, jarretières ou autres. Elle ne doit pas rester longtemps debout et, dans cette position, il faut lui recommander de ne pas s'exposer aux traumatismes qui pourraient agir sur les veines. Les bains trop chauds doivent être proscrits ; les bains frais, au contraire, recommandés.

Enfin, quand les varices sont très-gonflées, un seul traitement est indiqué : il est héroïque. La malade se couche les pieds en peu plus haut que le corps, et les dilatations ne tardent pas, sinon à disparaître, au moins à diminuer beaucoup.

Une recommandation, qu'il me paraît indispensable de faire aux malades, c'est d'éviter de prendre des injections, lorsque les veines de la muqueuse vaginale sont dilatées. Le moindre choc de la canule sur une veine distendue peut amener une hémorrhagie qui deviendra parfois mortelle.

Des lotions douces pourront remplacer les injections que certaines femmes, atteintes de leuchorrée, prennent habituellement.

De semblables soins de propreté pourront être utilisés dans le cas d'hémorrhoïdes ; celles-ci, du reste, sont merveilleusement améliorées par des lavements émollients et quotidiens.

La phlébite exige un traitement spécial antiphlogistique : cataplasmes, onctions avec différentes pommades iodurées, belladonées, etc.; le repos doit être absolu. Le membre malade reposera sur un coussin élevé, afin de faciliter la circulation dans la veine atteinte. On se rendra maître des symptômes gastriques par quelques verres d'eau de Sedlitz, de Püllna, etc...

Si la phlébite était suppurative, il faudrait se hâter d'ouvrir la collection purulente, après s'être assuré qu'elle est enkystée (Follin). L'induration qui succède à l'inflammation peut être combattue par des badigeonnages à la teinture d'iode.

STATISTIQUE.

Pour qu'une statistique puisse être d'une utilité réelle, il faut qu'elle soit basée sur une quantité considérable de cas. J'ai pris, dans le service de M. le professeur Depaul 60 observations pouvant se rapporter à l'étude que je faisais de la phlébectasie superficielle. C'est bien peu de chose, mais ce petit nombre de faits peut s'ajouter à des recherches plus nombreuses. La statistique est une addition ; j'en ai augmenté un peu le total.

Dilatations simples.	Primipares..	25
	Multipares...	16
Varices...........	Primipares..	10
	Multipares...	10
Varices du vagin...	Primipares..	10
	Multipares...	12
Varices du sein....	Primipares..	0
	Multipares...	1
Hémorrhoïdes......	Primipares..	3
	Multipares...	0
Hémorrhagie.......	Primipares..	1 (vaginale).
	Multipares...	0
Phlébite...........	Primipares...	0
	Multipares...	2

INDEX BIBLIOGRAPHIQUE

Outre les ouvrages cités dans le courant de cette étude, consulter encore les auteurs classiques (Cruveilhier, Sappey, Béclard, Depaul, Verneuil, Richet, Cazeaux, etc., etc.) et les auteurs dont les noms suivent :

ANATOMIE ET PHYSIOLOGIE.

Depaul. Arch. de toc., oct. et nov. 1876.

Saboia. Traité des accouchements, 1873.

Jaccoud. Path. interne, t. i, 1872.

Hirtz et Strauss. Embolie, in Dict. Jaccoud, t. xii, 1872.

Naegele. Traité de l'art des accouchements, 1869.

Le Dentu. Recherches anatomiques et considérations physiologiques sur la circulation veineuse du pied et de la jambe, 1868.

Luton. Circulation, in Dict. Jaccoud, t. vii, 1867.

Brown-Séquard. Journ. de phys., 1859.

Devalz. Thèse, 1858.

Chauveau. Mémoire, Gaz. méd., 1858.

Marey. Recherches hydrauliques sur la circulation du sang, in Ann. des sc. nat., 4e sér., t viii, 1858.

Verneuil. Du siége réel et primitif des varices des membres inférieurs, in Gaz. méd., 1855.

Robin. Mémoire sur la muqueuse utérine, in Arch. de médecine, 1848.

RACIBORSKI. Système veineux, Mém. Académie de médecine, t. IX, 1841.

POISEUILLE. Recherches sur les causes du mouvement du sang dans les veines, in Journ. hebd. de méd., t. I, 1830.

PATHOGÉNIE ET PATHOLOGIE.

POLAILLON. Gaz. obst., oct. 1876.

CRISTOFARI. Thèse, 1876.

Journal des Sages-Femmes, nov. 1876.

MARQUET. Thèse, 1876.

CORNILLON. Thèse, 1872.

COURTY. Traité des maladies de l'utérus et de ses annexes, 1872.

HERVIEUX. Traité clinique et pratique des maladies puerpérales, 1870.

VIRCHOW. Pathologie cellulaire, tr. Picard, 1868.

G. SÉE. Leçons sur la pathologie expérimentale, 1866.

Bull. de la Soc. de chirurgie, 1862.

NIVERT. Mémoire, in Arch. gén. de méd., 1862.

VERNEUIL. Note sur les varices profondes de la jambe, envisagées au point de vue clinique, in Gaz. hebd., 1861.

— Des varices et de leur traitement, in Revue de thérap. méd.-chir., 1854 et 1855.

— Thèse d'agrég., 1853.

HERAPATH. Rev. méd.-chir., t. IV, 1848.

BOUCHUT. Mémoire, in Gaz. méd., 1845.

CRUVEILHIER. Phlébite, in Dict. méd. et chir. prat., t. XII, 1843.

TESSIER. Mémoire, in Gaz. méd., 1842.

LAUGIER. Thèse, 1842.

BONNET. Mémoire, in Arch. de méd., 3e sér., t. V, 1839.

TESSIER. Critique des doctrines de la phlébite, Journ. Expérience, 1839.

BOUILLAUD. Revue méd., t. II, 1825.

BRIQUET. Thèse, 1824.

TABLE DES MATIÈRES

INTRODUCTION.. 5

CHAPITRE PREMIER (Théorie)........................ 7

1° Dilatation simple........................ 7

2° Dilatation variqueuse........................ 20

3° Coagulation et inflammation........................ 25

CHAPITRE DEUXIÈME (Clinique)........................ 29

1° Dilatation simple........................ 31

2° Dilatation variqueuse........................ 32

3° Coagulation et inflammation........................ 42

CHAPITRE TROISIÈME (Conclusion)........................ 55

Nature de la Maladie........................ 55

Pronostic........................ 57

Diagnostic........................ 58

Traitement........................ 60

Statistique........................ 61

Index Bibliographique........................ 62

Paris. — A. PARENT, imprimeur de la Faculté de Médecine, rue M.-le-Prince, 29-31.

www.ingramcontent.com/pod-product-compliance
Ingram Content Group UK Ltd.
Pitfield, Milton Keynes, MK11 3LW, UK
UKHW031946260826
14628UKWH00004B/1878

9 782014 102390